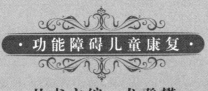

功能障碍儿童康复

丛书主编　尤登攀

低智儿的疗育

主编◎务学正　张云玲

U0325592

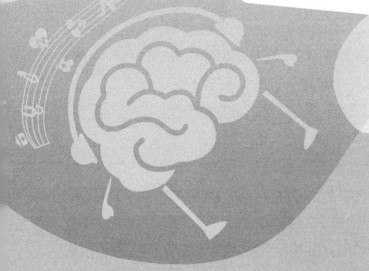

郑州大学出版社

图书在版编目(CIP)数据

低智儿的疗育／务学正，张云玲主编. — 郑州：郑州大学出版社，2021. 6

（功能障碍儿童康复／尤登攀主编）

ISBN 978-7-5645-7634-9

Ⅰ. ①低… Ⅱ. ①务…②张… Ⅲ. ①小儿疾病 – 智力落后 – 诊疗②小儿疾病 – 智力落后 – 康复医学 Ⅳ. ①R748

中国版本图书馆 CIP 数据核字(2021)第 072757 号

低智儿的疗育

DIZHIER DE LIAOYU

策划编辑	郜 毅 吕双喜		封面设计	曾耀乐
责任编辑	胡佩佩		版式设计	苏永生
责任校对	郜 毅		责任监制	凌 青 李瑞卿

出版发行	郑州大学出版社有限公司(http://www.zzup.cn)
地　　址	郑州市大学路 40 号(450052)
出 版 人	孙保营
发行电话	0371-66966070
经　　销	全国新华书店
印　　刷	新乡市豫北印务有限公司
开　　本	890 mm×1 240 mm　1 / 32
印　　张	9
字　　数	201 千字
版　　次	2021 年 6 月第 1 版
印　　次	2021 年 6 月第 1 次印刷

书　　号	ISBN 978-7-5645-7634-9	定　价	46.00 元

务学正,河南省洛阳市妇女儿童医疗保健中心儿科主任医师。1955年毕业于河南医学院,分配到洛阳一拖职工医院儿科临床,任儿科负责人、主任;1959—1960年赴北京儿童医院进修小儿内科;1984年调至洛阳市妇幼保健院搞儿童保健部,任保健部主任;1990年赴佳木斯参加首届全国优生优育脑瘫防治学习班。主要从事儿童保健、儿童发育异常、小儿脑瘫及脑损伤疾病的临床与科研工作。擅长采用国际上公认有效的Bobath、Vojta、山本等功能训练及经络异常、脑循环、汽疗、穴位注射、矫形器、肌兴奋痉挛肌治疗仪等综合疗法。参加两年举行一次的第3~7届及第9~12届全国小儿脑瘫研讨会暨国际交流会。

曾在《中华医学杂志》《中华儿科杂志》等刊物发表多篇论文;主编出版了《儿童智力发育》《家庭教育教材》《怎样当好妈妈》等;2004年在郑州大学出版社出版残障儿童康复丛书等;参与编写北京大学医学出版社出版的《苯丙酮尿症的特殊饮食治疗》。曾任中华医学会河南分会儿科学会委员,洛阳市儿科学会秘书。获河南科学及河南省社会科学院科研成果奖5项,洛阳市科研成果奖6项,全国妇联及国家教育部全国家庭教育工作者园丁奖。

内容提要

　　这是一本专门介绍智力低下儿童的疗育知识的书,系统地介绍了智力低下的定义、病因、临床表现、诊断、伴有智力低下的疾病等,重点介绍了早期干预(训练)的概念、对象及智力低下的特殊类型、何时进行了干预、如何指导低智儿童学习。它是一本家庭训练课本,集知识、教法与教材为一体,旨在指导患儿父母在自己家中通过日常生活中的诸多游戏,完成对患儿的康复训练,寓教于乐,从而提高他们的生活技能,使之健康成长,成为自食其力的劳动者。

　　本书内容浅显易懂,融科学性与实用性于一体,适用于低智儿父母及基层儿科、儿童保健及康复的医生参考使用。

前言

近年来,有报道:一个 3 岁的孩子能识 2000 多个汉字,能阅读《少年报》;俄罗斯有个孩子 5 岁能写诗,10 岁就出版了自己的诗集,共印刷 75 000 册,很快销售一空。

以上这些与众不同的聪明孩子,被人们称为"神童"。有"神童",相对来说就有"愚童"。近年来所谓"愚童"就是低智儿、智障儿、低智,医学上称之为智力低下。这些儿童是家庭、社会的一大负担,但大多数"愚童"是可以教育及治疗的,经过系统的特殊训练,多数都有一定的生活自理能力,有的还能掌握一技之长,为社会做出贡献,成为自食其力者。真正需要他人照顾的"愚童",只是其中的极少数。所以,已有低智儿的家庭,切勿过分悲观失望,经过早期干预和训练,可使其成为有用之人。

为使千万个低智儿从低智困境中解脱出来,我们编写了《低智儿的疗育》这本小册子。本书笔调轻松、语言通俗,力争将科学性、实用性、可操作性融为一体。本书系统地介绍了智力低下儿童的基本情况、产生原因、患病率、临床表现、早期诊断、伴有智力低下的常见病等;早期干预的对象、方式、内容,何时进行,如何指导、疗育效果及早期干预行为领域的训练;低智儿童的学校教育。在第一版的基础上,增添第 7 章低智儿的个案疗育成效。针对其生理、心理特点，立足补偿低智儿童身心缺陷，坚持教育与医疗康复相结合，音乐治疗的应用，感觉综合训练，为他们将来能够适应社会生活，成为自食其力的劳动者打下良好基础。

在编写本书的过程中参考了关于智力低下儿童研究的最新资料，并且引用了前人的观点、方法，同时得到了中国科学院茅于燕研究员及刘鸣勋主任的大力支持和帮助，一并表示谢忱。本书可供基层医院儿科及儿保科医生、康复残疾人工作者参考，也是低智儿父母学习训练患儿的方法并有效地开展家庭疗育的必备资料。但限于我们的思想与业务水平，本书观点难免有不足之处，诚恳地希望同行及广大读者不吝指教，以便今后修订提高。

务学正

2021 年 3 月

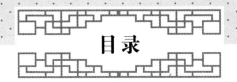

目录

第一章 智力低下的概述

第一节 人类是如何认识智力低下的

人类社会产生以后,人们在认识自然和社会的同时也逐步认识了人类本身。在古希腊伯里克利时代,已有无脑儿及头颅畸形伴严重智能障碍的记载。中华民族历史悠久,《吕氏春秋·尽数》中记载有"轻水所多,秃与瘿人"。从临床描写来看,很像今天的呆小症(克汀病)病患者。尽管人类对这类疾病认识得很早,但仍经历了漫长的岁月。如在当时欧洲,开始把呆傻者当作"魔鬼附身",在我国古代被称为"祖宗无德的因果报应"。奴隶社会初期的一些法律规定了从肉体上消灭有各种缺陷儿童的条文,剥夺了这些儿童生存的权利,以致患者无辜地丧失了生命。在奴隶社会后期和宗教势力占统治地位的时期,法律仍禁止有缺陷的人参与社会活动。直至欧洲资本主义萌芽出现以后,西方社会才发生了变化,缺陷儿童生而为人的权利开始得到初步认同。自由、平等、博爱的思想打破了欧洲中世纪封建思想的束缚。到了16世纪,国外已有人对精神病人进行较科学的分类,研究了智力落后者的心理创伤。17—18世纪,智力落后儿童(包括盲、聋)教育机构在欧洲各国纷纷建立。1792 年,法国医生比奈受法国大革命的影响,第一次在法国一家精神病医院里将病人从锁链的牢笼中解脱出来,比奈的学生爱斯基罗继承了比奈的事业,并撰写了有关精神病的第一本专著。19 世纪的中国,有人对智力落后者在临床上进行了大量研究,提出了这些儿童的主要损害在注意、本能、智力等方面。19 世纪末和 20 世纪初,生理学、解剖学、病理学以及现代心理学的发展,促使缺陷儿童的研究也相应地得到了发展,第二次世界大战后,欧美便在智力研究上投入了大量资金,逐渐形成了脑科学的专门研究领域。

新中国成立前,我国先后在广州(1890 年)、北京(1906 年)、苏州(1923 年)、上海(1935 年)、成都(1944 年)、南京(1947 年)等地开设了精神病医疗机构,但在 1949 年前,我国精神发育迟缓者仍过着牢狱般的生活,与囚犯、流浪汉、乞丐等并列或住在一起。1949 年后,精神发育迟缓者待遇得到了根本性改善,但长期以来这方面研究仍较为薄弱。1981 年成立了中国科学院上海脑研究所,以后陆续在大中小城市建立了妇幼保健院、残疾儿童福利院以及康复中心等。目前我国关于精神发育迟缓及脑研究成果已与国外开展了学术交流。

第二节　智力低下的定义

一、智力

智力是指生物一般性精神能力,指人认识、理解客观事物并运用知识、经验等解决问题的能力,包括记忆、观察、想象、思考、判断能力的综合,其核心成分是抽象思维能力。还有人认为,智力是个人有目的地行动,理智地思考,以及有效地应对环境的整体的或综合的能力。

通俗地说,智力就是指脑子灵不灵,反应快不快,理解力强不强,学习知识容易不容易等。

不同的心理学家对比有不同的看法。比如有人说:"智力是一种判断力、创造力、适应环境的能力",又有人说:"智力是适应新环境的能力","智力就是学习能力","智力就是一种能够按目的做出活动,进行合理的思维以及对环境做出有效的反应能力"等。所谓观察力指的是有目的、有计划、比较持久的注视。那种对客观事物随意地浏览,漫不经心地看看,不能说是观察;所谓记忆力的比较复杂的心理过程,包括认记、保持、再认和回忆;思维能力指大脑对客观事物间接的、概括的反映,而不是直接的认知;想象力指对头脑中已有的形象进行加工,重新组合创造出新形象的过程;实践活动能力指的是根据头脑中的构思,动手制作出来的能力。

早期法国实验心理学家比奈·阿尔弗雷德（Binet Alfred）说：善于判断、善于理解、善于推理是智力的三要素。美国心理学家推孟（Lewis M. Terman）认为"一个人的聪明程度是与抽象思维能力成正比的"。韦氏智力测验的编制者韦克斯勒（W. D. Weehsler）认为，一般技能包括对环境的需要以及个人的需求做出反应。

二、适应性行为

又称社会生活能力，是诊断智力低下的指标之一，是指人适应外界环境以生存的能力。其传统的定义强调社会责任和个人独立，或是照顾自己与环境中他人相处的一般技能，包括对环境的需要以及个人的需要做出反应。适应性行为是独立生活能力和社会能力的总和。

美国心理学家哈里斯（Judit Richharris）将适应性行为总体归纳出以下要点：①适应性行为是发展的，随着个人的成长和经历心理环境，其数量和复杂性也随之提高。②适应性行为与年龄相关，从某种程度上是由个体所处的年龄层所决定，即适合小孩子的行为可能在青年人中不被认可。③适应性行为由数个特定领域组成，包括：交流技能、自我管理、家庭生活、社交、社会使用、自主能力、健康和安全、功能性学术、休闲和工作。个体可能在不同领域同时存在优势和限制，也可能在某个领域存在优势，在其他领域存在显著限制。④文化准则和期望决定了适应性的判断结果，如社会、民族、文化、个体生活中的重要的其他人以及生活背景等。⑤适应性行为包括能力和工作情况,如果一个人有能力执行一项任务,但是无法在正常的基础上执行,就可以被认为是适应性行为不足。

三、智力低下

智力低下,精神病学称其为"精神发育迟滞""精神发育不全""精神缺陷"。教育心理学称其为"智力落后""智力缺陷"。儿科学称其为"智力低下""智能迟缓"。特殊教育学称其为"低智""智力残疾"。是儿科常见的一种功能障碍性疾病。

目前常用的概念包括三个方面:

1. 智力低下在发育阶段出现,指的是 18 岁之前。

2. 智力功能低下。在智力测验上,智商低于 70。

3. 社会适应不良。不能一个人在学校上学,年龄大一点,不能在社会上工作。

智力低下儿童落后表现,除重度的儿童样样都落后外,许多低智儿童在不同行为领域的表现有时也不完全一样。比如一个 5 岁低智儿童,他可能在语言方面是重度落后,像个 1 岁的孩子,只会叫爸爸妈妈,说三五个字,而在社会行为方面问题不大,还会帮爸爸妈妈把水果盘子端出来给客人吃水果;一个 3 岁低智儿童走路不稳,不会说话,但自己会用勺子吃饭,想要大小便时会有所表示。对这些病儿教育时,必须先了解他的能力和缺陷所在,使教育训练有针对性,取得良好教育。

四、智力低下的分级

按照智力水平及适应性行为水平来分级,可以将智力低下儿童分为轻度、中度、重度、极重度四级,有以下不同的表现。

1. 轻度智力低下(约为智力低下儿童总数的75%)

(1)智商在50~69之间,心理年龄为9~12岁。常发现于学龄期。

(2)这一等级的低智儿童为可教育者。有能力发展社会交往和劳动技能。能接受小学3~6年级内的课程教育。成人后,可达到生活基本自理的水平。在制订教育训练计划时,注意两点:①社会生活能力的训练,包括社会公德、道德伦理、风俗习惯、生活自理、劳动技能等;②基础学习能力的训练,主要是小学的文化知识和技能的训练。

(3)低智儿学习成绩差(在普通学校中学习时常不及格或留级)或工作能力差(只能完成较简单的手工劳动)。能够学习基础文化科学知识,其水平可以达到正常儿童的四、五年级水平。成年后可以从事非竞争性的、非庇护性的工作。他们中的大多数没有明显的生理异常,只有10%~20%的人能够检查出器质性问题。他们的社会适应性在很大程度上受历史、社会和经济因素的影响,例如,传统习惯、家庭结构、他人的态度、受教育程度、生理成熟水平的影响等。无明显的语言障碍,但语言的理解及使用能力有不同程度的延迟。

2.中度智力低下(约占智力低下总数的20%)

(1)智商在34~49之间,心理年龄为6~9岁。常发现于学龄前期。

(2)常伴有躯体上的缺陷,为可训练者,学习成绩可望达小学一、二年级水平。对社会风俗习惯、公德等认识能力很差,可在保护性工厂从事简单非技术性工作。因此,训练计划重点放在社会生活能力方面。以自理生活和简单的劳动技能训练为主。对他们掌握文化知识的要求不要过高。

(3)可学会自己简单生活,但需督促、帮助。可掌握简单生活用语,但词汇贫乏。

(4)多数有明显的器质性异常,人们通过观察其行为和身体外部特征很容易判断其为智力低下,语言能力差,运动能力缺陷,社会能力有限。

3.重度智力低下

(1)智商在20~40之间,心理年龄为3~6岁。常发于婴幼儿期。常伴有较严重的躯体缺陷,为需监护者,教育训练的重点应放在肢体技能训练和自理生活训练两个方面。

不能学习及劳动,生活不能自理,缺乏防御能力,言语功能严重受损,不能进行有效的语言交流。经康复治疗,可达勉强自理生活水平。

4.极重度智力低下

(1)智商在20以下,心理年龄约在3岁以下。一般均伴有严重的身体缺陷,重点在肢体运动技能训练上。社会功能完全丧失。不会逃避危险。

(2)生活完全不能自理,大小便失禁,言语功能丧失。需要终身在家或在特殊机构接受保护。

美国精神发育迟滞病情分类,见表1-1。

表1-1　美国精神发育迟滞病情分类

序号	5 岁以下	6～20 岁	21 岁以后
轻度	有社交及表达能力,感觉及运动功能发育稍迟,一般要到较大年龄才能发觉其异常	十多岁以后,方可达到大约小学六年级的成绩,在指导下能适应社会生活	具有维持较低生活水平所需的社会及职业能力,遇到较大的社会或经济困难时需给予指导及帮助
中度	能说出和表达自己的思想,不能进行社交活动,运动发育良好,经过训练可以学会自我生活照料,但仍需要监护	经过训练可学会一些社交及职业技能,超过小学三年级水平,在熟悉的范围内可独自外出	在照顾性条件下可作些非技术性工作来自己谋生稍遇社会或经济困难即需给予监护及指导

续表 1-1

序号	5 岁以下	6~20 岁	21 岁以后
重度	运动发育差,言语极少,自我表达能力少或无,一般不能接受训练生活完全需他人照料	能说话,可学着表达自己的思想,可学会基本卫生习惯	在全面照料下,可有部分自我照顾能力及防卫能力
极重度	显著迟钝,感觉及运动功能极少,生活完全需他人照料	具有一些运动功能,可接受极为有限的生活习惯及自己照顾的训练	有一些运动功能及少许语言功能,能作极有限的自我照料,终生需人照顾

(摘自《memtal Retardation》.p.191)

五、社会文化型智力低下

智力低下在相当大的程度上是社会因素影响的,这里的社会因素是指与医学因素相对而言的。医学家往往只是在个体的内在的因素中寻找病因,而行为学家们则从个体外界环境中特殊的因素引起特异行为上来分析智力低下的病因。实际上,在低智患者中,只有小部分有异常的医学发现,而大部分都是无医学异常发现的轻度智力低下。这些患者被认为是多因素综合作用的结果,包括多基因遗传、环境、文化、家族,还可能加上亚临床的医学因素,但这些因素中没有哪一个是特别突出的。这些病儿很多只是涉及教育问题而不是医学问题。这类智力低下常常就被称为文化家族性和社会、文化性。

1. 多基因遗传因素

一般认为,全部智力低下病儿中,70%是以多基因遗传为病因的。人群的智商分布是呈正比的,表明智力低下是一个由多基因遗传决定的变量,即99.73%人群应在 M-35D 至 +39D 之间。人群中有2.14%个体其智商落在轻度智力低下范围内,而他们的病因则是多基因遗传。

2. 流行病学和患病率特征

智商在52~55以下的中、重、极重度智力低下在各个社会阶层中的患病率没有差异。多数研究认为,在5~12岁年龄组的儿童中,这类智力低下的患病率在各年龄组均为3译~4译,与社会阶层无关。这些较重的智力低下儿童都具有医学方面的病理表现。与此相反,轻度智力低下在不同的研究中与发现的患病率彼此差异较大。在7~12岁儿童中,不同报告由于儿童年龄不同而患病率也有较大差异,但患病率最高的时候是青春期,达2%~8%。制订保健服务计划时,粗略地估计为:轻度2%,而重度者3.5%。在学龄前儿童,轻度与重度之比为5%~20%,根据年龄而不同。

轻度智力低下在不同的社会阶层的患病率呈梯度分布。几乎在所有流行病学调查都表明智商在60以上的轻度智力低下集中在低层社会阶层,而社会经济条件较好的阶层中极为罕见。

轻度智力低下在学龄前儿童少见,学龄儿童则急剧上升,至青春期达到高峰,但在 15～19 岁以后陡然下降。这正表明轻度智力低下主要是一个教育问题,它主要是由学校,而不是由医疗机构发现的。学校对学业上的要求及诊断方法标准等对患病率有很大影响。

第三节　智力低下的患病率

从 1987 年第一次全国残疾人抽样调查的情况来看,我国残疾人的比例是比较大的。视力残疾、听力语言残疾、智力残疾、肢体残疾和精神残疾等五类残疾占全国人口总数的 4.9%,有 5100 多万。即每 20 个人中就有一个残疾人。其中 0～14 岁残疾儿童有 817.5 万,占残疾人总数的 15.83%。按数量的多少依次分类是:智力残疾儿童539 万,听力语言残疾儿童 116 万,精神残疾儿童 80.6 万,肢体残疾儿童 62 万,视力残疾儿童 18.1 万。智力残疾儿童数量最多,根据1988 年卫生部组织的全国出生缺陷检测和全国儿童智力低下调查,0～14 岁儿童智力低下患病率为 1.07%。每 100 个人中,就有一人是低智儿。以此计算,"九五"期间一亿新生儿中缺陷儿至少有300 万,在一些"老、少、边、穷"地区多育现象更为严重,有些地方还出现了"傻子村""聋哑人村",这确实是一个严重的社会、医疗、教育问题。

调查表明:低智儿童的人数在学龄期最多,而且从入学开始忽然增多,也就是说,学习文化知识是发现低智儿童的"关口"。到十四五岁最多,以后逐渐减少。在校学习低智儿童还有一个专门名称叫"学习能力低下儿童"。有人称为"六个小时落后者",即在校学习的六个小时表现落后,而回家后,在生活方面并不显得落后。也是说智力落后与学习科学知识的关系最大。

第四节　智力低下的病因

一类为生物医学因素,是指脑在发育过程中(产前与围生期)受到各种不利因素所致,使脑的发育达不到应有的水平,最终影响智力。另一类为社会心理文化因素,指教养不当,感觉剥夺,文化剥夺,家庭结构不完整,父母有心理障碍,贫困因素的作用,是后天的信息输入不足或不当,没有学习机会,从而影响智力水平。1988年,在我国儿童智力低下流行病学调查的病因分类中,生物医学因素占89.6%,而社会心理文化因素占10.4%,后者在农村占的比例稍高于城市,占11.3%。

环境因素作用胚胎及小儿时间是决定于神经病理改变的性质和程度的最重要因素。一般认为,人脑生长最快时期对各种损伤因素也是最敏感的。在胚胎23天以前,环境因素往往会造成严重的病变,致使胚胎流产;在胚胎23天至第3个月末,是器官发生的加速期,环境因素在这一阶段内作用于胎儿,往往造成肉眼可见的畸形;自妊娠后期至婴儿早期,是大脑树突分枝萌出,突触链接和髓鞘形成的活跃阶段,环境因素造成的神经病理改变往往不能用常规的方法发现。

一、按照影响因素作用的时间分类

可以分为产前、产程和产后三大类。

1. 产前因素

产前因素,指胎儿在母体中尚未出生前所碰到的有害因素。占43.7%,包括遗传性疾病,胎儿宫内发育迟缓、早产儿、多发性畸形、宫内窒息、妊娠毒血症、各种中毒、宫内感染等。其中遗传性疾病占40.5%,主要的遗传性疾病有染色体畸变、先天性代谢性疾病等。染色体畸变有21-三体综合征、脆性X染色体综合征,先天代谢性疾病常见于先天性甲状腺功能低下、苯丙酮尿症等。

2. 产程因素

产程因素指孕妇在分娩过程中所碰到的有害因素。占14.1%,包括产时窒息、颅内出血、产伤、早产、低体重。

(1)窒息缺氧。孕妇生产过程是胎儿离开母体走进世界的过程。生产过程过慢,会产生难产,造成新生儿缺氧、窒息。凡是有缺氧情况者,大脑就会受到不同程度的损害。稍重者会使儿童智力落后、注意力不集中、认知能力差、精神异常、多动,反之,生产过快,也会有问题。新生儿来不及适应骤变的空气压力,会引起脑血管破裂和出血,影响以后脑细胞的发育,导致智力低下。

(2)颅内出血。孕妇由于骨盆小、胎儿位置不正等原因需要医生使用产钳助产。如产钳使用不当,容易引起胎儿颅内出血,脑细胞受损导致智力低下。

（3）早产、低体重。在妇女怀孕的 260 天内,若胎儿的成熟度不足而提前出生,且体重不足 2500g 者为早产儿、低体重儿。这类新生儿,抵抗力差、体质弱、感染传染病机会大,成为低智儿的机会大大增加。

3. 产后因素

产后因素指婴儿从母体产出后,尚在发育阶段所碰到的有害因素。最重要的阶段是胎儿 12 周左右到出生后两周岁左右,因为这是脑发育最重要的时期,有不少因素会导致智力低下。占 40.2%,可归纳为以下几点。

（1）核黄疸。即病理性黄疸,小儿出生后 24 小时内出现黄疸,颜色深,遍及全身,持续两周以上,说明血液里胆黄素浓度过高,脑内核神经细胞也可能染黄,即核黄疸。会出现抽风,四肢强直的症状,即使抢救成活,也会留下后遗症,如智力低下。

（2）脑外伤。因跌坠、车祸、撞伤可使脑部受伤。

（3）脑部疾病。如脑炎、结核性脑膜炎、脑积水、脑肿瘤,严重影响脑功能。

（4）高烧、惊厥、癫痫这些疾病对中枢神经系统有不同程度的影响,造成智力低下。

（5）各种中毒。如一氧化碳中毒、铅中毒、农药中毒、工业污染引起的中毒等,均可造成脑损伤。

（6）营养不良。营养的好坏直接影响身体的发育,脑的发育,也影响智力功能。凡是长期营养不良的儿童,认知能力差,与人交往少、精神萎靡不振。

(7)环境不良、缺乏教育。如果婴儿出生后在一个没有爱、没有感官刺激，没有充分语言交往的环境里，他的智力就会落后。反之，这个儿童就会智力发展得好。低智儿的早期干预、训练，也说明了这个道理。

二、原因不明

确有较小部分低智儿找不到明显原因。这些病例往往病情较轻，在幼儿期无明显异常，但上小学后，他不会数数，抽象思维能力差。父母发现后，带他到医院检查，医生要求家长回顾孩子出生后的情况及母亲本人在孕期情况，竟然找不到使孩子智力致残的原因；另一种原因太多，比如一个 7 岁的低智儿，入小学后，教师发现他不会数数，理解能力差，向家长了解情况。出生后发过两次烧，没有抽风。8 个月时从床上摔下来，但没脑震荡现象。两岁时，送他到农村，由奶奶抚养了半年，没有受过什么教育，回来以后被鞭炮惊吓过。他两岁会走路，三岁半会说话。以后逐年进步，玩起游戏来，反应很快。从上述情况看，很难确定哪一种是致病原因。

三、病因分类

依照世界卫生组织 1985 年分类法，智力低下的病因分为以下几大类。

1. 中毒及感染因素

指出生前、出生后的脑部感染,例如母孕期宫内弓形虫、巨细胞病毒、单纯疱疹病毒感染、生后颅内感染等。中毒因素包括高胆红素血症、铅中毒、长期服用过量的苯巴比妥等药物。

2. 脑的机械性损伤和缺氧

出生前、出生时、出生后均可发生,如孕妇重度贫血、新生儿窒息、产伤、溺水、麻醉意外等。

3. 代谢、营养和内分泌疾患

体内氨基酸、碳水化合物、脂肪、黏多糖、嘌呤等物质代谢障碍会影响神经细胞的发育及功能,例如,苯丙酸尿症、半乳糖血症等。而出生前、出生后如蛋白质、铁、锌、维生素等物质缺乏,可能导致胎儿、婴儿脑细胞数目形成减少或功能低下。内分泌系统也可能影响智力发育,如甲状腺功能减退。

4. 脑部肉眼(大体)疾病

包括肿瘤、脑血管畸形等。

5. 先天性发育畸形、遗传性代谢性疾病

脑的先天性发育畸形包括脑积水、小头畸形、神经管闭合不全、巨脑回畸形等。遗传性代谢性疾病,如肾上腺脑白质营养不良。

6. 染色体畸变

包括常染色体、性染色体数目或者结构的改变,如21-三体综合征、猫叫综合征、脆性X染色体综合征、先天性卵巢发育不全综合征。

7. 其他围产期因素

包括早产儿、低出生体重儿、母孕期妊娠期高血压疾病等。

8. 伴发于精神疾病

如孤独症、儿童期精神分裂症等。

9. 社会心理因素

此类患儿无大脑器质性病变,主要由神经心理损害、感觉剥夺等不良环境因素导致,如严重缺乏早期合适的刺激和教育等。

10. 特殊感觉缺陷

如盲、聋、哑等特殊感觉缺陷。

还有一些经过详细询问病史、高危因素、相关检查及筛查找不到任何病因线索,即为病因不明。

第五节　智力低下行为表现的不平衡性

智力低下儿童的低智程度,通过智力测量可以划分。可是事实上智力低下儿童除了深重度智力落后者,在不同行为领域所表现的智力或发展水平是很不平衡的,这就是个体智力发展的不平衡性。例如,一个 10 岁的智力低下儿童可能会有以下表现:

走路像 2 岁儿童:试图用脚踢球却踢不住,上下楼梯需要扶墙。

说话像 2 岁半儿童:只会说电报句(2 ~ 3 个词组成的句子),如"求我要"。

听力理解像 3 岁儿童:能很有兴趣地听很长的故事。

交往能力像5岁儿童:能像5岁孩子那样照顾比他小的孩子。

另有一个智力低下儿童的表现:运动及平衡能力像正常儿童,可以骑自行车上街;语言像1岁半儿童,只能说出简单的词用来表达意思,如喝水只说"水";玩起来像3岁儿童。

例如,两个8岁的低智儿童,一个智商是68,另一个是72,难道前一个儿童被定位为低智儿童,而后一个是正常儿童吗?不能这样下结论,只能说前一个比后一个稍差,他们俩在学习上都会遇到各种困难,如果对前一个训练得当,潜能发挥得好,他的成绩可能会比后一个高。所以我们要用不断变化的、动态的眼光看待这一问题。

在社会行为方面,界限也不明显。如果行为符合社会要求,能够被社会接纳,社会行为是正常的;反之,是不正常的。

例如,一个20岁的男青年,他的智力水平相当于12岁,智商60,是农民,会耙地、种地、喂牲口,在农村其行为可被接纳,被看成是一个正常的人。

同样是这个青年,他的家庭和社会交往范围内的人都受过高等教育,那么他就会被看成智力有缺陷者。

再如,一个农家妇女,智商只有60,但她能做饭、带孩子、洗衣服,虽然她做活质量不高,但可解决日常生活问题,一般我们也不把她当作智力残疾者对待。

轻度低智者与普通人之间没有一个明确界限,有很多智力残疾人需要人们稍微帮助可以过上健全人的生活,尤其在他们年幼的时候,这种帮助就更为重要。

第六节 智力低下的临床表现

一、低智儿的心理特征

1. 感觉

是人脑通过感觉器官,感受来自体内外的各种刺激过程,是事物的个别属性,是单面的。主要的感觉分类包括以下几种。

(1)嗅觉:出生后已基本成熟。3~4个月能明确区分令人愉快的、好闻的气味及令人不愉快的气味。

(2)味觉:出生后已发育完善。4~5个月已能敏感地察觉食物味道的微小改变。

(3)触觉、温度觉:新生儿已经很灵敏地感受触摸、温度。

(4)痛觉:相对比较迟钝。且对疼痛的反应多为全身性反应,即一种淡化现象。

(5)听觉:出生3~7天后,听觉已相当灵敏,3~4个月头能转向声源。5~6个月对父母的声音已有了明确反应。7~9个月已能理解语义。4岁后听觉发育基本完善。

(6)视觉:外界的信息有85%是以眼睛输入的。新生儿视觉发育不灵敏,视距约60 cm,15~20 cm最清楚,2~4周能短暂注视缓慢移动的物体。新生儿期可出现一过性的斜视和眼球震颤。2个月出现初步的头眼协调动作,能够注视水平移动90°内的物体。3个月达180°,头眼协调功能已较完善。3~5个月注视自己的双手,6~7个月出现手眼协调动作,8~9个月视深度感觉,能看到细小的物体,10~11个月能识别简单的几何图形。2~3岁能区分垂直线和水平线。3~4岁能画十和0。5~6岁会区别多种颜色,视力达1.0以上。

2.知觉

为人脑对感觉到的事物的综合反应。是对具体事物的映像,是立体的。包括空间知觉和时间知觉。

(1)半岁有手眼协调动作。

(2)1岁有空间和时间知觉,知道去寻找被隐藏起来的物体。

(3)3岁能区分上下。

(4)4岁能有前后的概念。

(5)5岁能区分自身的左右,有早上、晚上、今天、明天的概念。

(6)6岁能区别前天、后天、大后天。

3.感知觉

感知觉的形成,有赖三部分的功能正常协调,包括感受器、神经通路和大脑中枢、神经系统。

低能儿的大脑中枢神经系统的功能存在缺陷,对输入的感觉信息的处理速度减慢,如视知觉速度减慢,辨认汉字的能力下降,视觉范围狭窄,这是他们容易迷路的原因。视知觉分化能力差,无法区分相似的字、画的差别。另一个感知觉特点,是感知觉心理过程的积极主动性消失,缺少主动认识事物的愿望。如给低智儿一幅以树木为主的风景画并提出问题:"这是什么画?"低智儿只回答:"这是树。"并认为问题已经回答完了。若对正常儿童提出同样的问题,回答就丰富多彩多了,他们回答是大树、小树,树上有小鸟,树下有人等。

二、低智儿的注意力特点

俄罗斯教育家乌申斯基认为,"注意"是心灵的唯一门户,意识中的一切,必须经过它才能进来。可见注意力是学习的基础,甚至可以说是一切心理活动的基础。有了注意,才有了记忆、观察想象、思维等其他智力活动。用有趣的活动吸引孩子,剔除干扰因素。

注意力是指精神活动对外界事物或现象的指向和集中,可使这一现象或事物在脑中获得最清晰、最完整的反应的能力。

可分为无意注意和有意注意两大类。前者是一种由外界刺激引起的探究反射或定向反射,不需要意志的努力,是被动的,即不由自主地指向某一对象。后者是经过主观努力将意识集中于预定的目的,需要克服一定的困难,是主动的。

小儿出生一个月,会注意人脸。3个月会比较集中地注意人脸和说话声。1岁以内以无意注意为主,1岁以后,由于语言的发展,有意注意才开始萌芽,发展。到学龄前期,无意注意成熟,稳定,有意注意初步形成。6~7岁能独立自主地控制自己的注意,注意力能全神贯注地集中15分钟左右。7~10岁可集中20分钟左右,10岁以后可集中30分钟以上。

低智儿注意力不稳定,易分散、转移,难以集中在必要的观察对象上,很少超过5分钟。低智儿童的内抑制很差,导致他们无法集中注意力,不能调节、控制自身行为。

三、低智儿的记忆力特点

记忆为既往经历过事物在脑中留下刻痕,在需要时可以重新出现在脑中。在感觉、知觉和思维基础上建立起来的精神活动,也是大脑对过去发生过的事物的反应,是人类丰富知识积累经验所必需的。包括"认记"(大脑中形成暂时的联系)、"保持"(大脑中留下的痕迹)、"回忆"(大脑中痕迹重新出现)。回忆又包括再认和重现。5~6个月婴儿能再认母亲,1岁以后才有重现。1周岁时能再认10天左右的事物,3岁时能再认几个月之前的事,重现能保持数周的时间。4岁以后能再认1年以前,重现数月以前的事物。小儿以机械记忆为主,准确性不高,易受暗示,容易记带有强烈情绪的事情。在理解、思维、分析能力不断提高的基础上,逐渐向有意记忆和逻辑记忆方向发展,并借助概念来帮助记忆。低智儿的记忆有如下特点:

(1)认记新知识的速度缓慢。简单的内容也要学习很长时间,保持不牢固,重复多次的内容也不能记住,回忆不准确,经常出现张冠李戴的现象。

(2)记忆形成的发展落后。以直关形象记忆为主(机械记忆),不会独立地运用意义记忆法,无法借助概念来帮助记忆,无法运用逻辑思维记忆。他们难以记忆那些抽象的或不感兴趣的内容。

(3)记忆主动性差。有意记忆的能力差,无法把记忆集中于一定的目标。"无意记忆"则占有较大优势,该记的没记住,没有必要记住的却记住了。

四、低智儿的思维特点

思维是在感知的基础上,人脑对客观事物的间接概括的反应。思维一般通过语言来实现,是人类智力的核心部分,属于认识的最高阶段。

思维的发展,有赖于感知觉、记忆、语言的发育。感知觉是思维的"前提"。记忆是思维的"基础"。而语言是思维的"工具"。小儿思维过程的发展,经过了"直觉行动思维""具体形象思维"和"抽象逻辑思维"三个阶段。

婴儿期以前,小儿只有外界事物的感知,基本上没有思维。

幼儿期开始出现思维的萌芽,即"直接行动思维"。其特点是思维在行动中进行,离开了行动,思维也就停止了。

学龄前期,发展到"具体形象思维"。思维以事物外部特征为主要依据,对事物的本质特征和原则性不十分了解。如看到医生给病人打针,他也模仿着给玩具娃娃打针,甚至给小汽车打针。

学龄期,由于语言的丰富,可以认识事物的本质和内在的联系,发展了"抽象逻辑思维"。开始能运用分析、比较等方式做出最原始的判断和推理。

低智儿的思维方式低级,品质低下。表现为思维方式狭窄而肤浅,思维缺乏独立性、批评性、逻辑性、灵活性、目的性。只是根据事物的表面进行归类,难于正确概括事物,不能进行抽象思维,往往注意到别人的缺点。他们的思维方式是具体形象思维阶段,计数时,必须数手指或小棒,无法完成心算。如思维方式刻板,缺乏灵活性,不会用掌握的知识解决问题,不能举一反三。学会了 3+9=12,却不知道 9+3 等于几。

五、低智儿的想象力特点

想象力是在客观事物的作用及影响下,人们大脑中制造出某种事物的心理过程。需借助语言来实现,带有明显的间接性和概括性特点。

幼儿期出现想象的雏形。学龄前期,以"无意想象"和"再造想象"为主,前者表现为主题多变、漫无目标、夸大、经常和现实混淆。"再造想象"表现为重复生活中已有的经历,如过家家。

学龄期,"有意想象"和"创造想象"开始迅速发展。小儿想象力的培养,要求丰富小儿的生活,其次要加强说、写、画、唱等技能的训练。

低智儿的生理上的障碍,生活空间蔽塞,视野不开阔,缺乏想象力或贫乏、单调、散乱、无目的性。

六、低智儿的情感特点

1. 情感

情感是指人们对客观事物的不同的主观态度和产生的相应的内

心体验。常与外界刺激或思维活动紧密配合。情感属于相对复杂高级的心理活动,持续时间长,外部表现不明显,是在情绪基础上形成和发展的。情绪属原始的、简单的心理活动。持续时间短,外部表现明显。情感具有"行动调节功能"和"信号交流功能"。行动调节功能是指情感对行为具有支配或调节作用。信号交流功能是指情感通过外露形式表情来实现。

小儿的情绪表现有以下特点:①短暂的易变形,哭笑无常;②强烈冲动型,不计后果;③真实外显性,喜怒哀乐,溢于言表;④个体差异性。

情感的积极与消极影响小儿智力发育。情绪的愉快与沮丧,对学习效率有着极为明显的影响。

2. 低智儿的情感特点

(1)情感单调,体验不深刻,不稳定。他们通常感受到高兴或不高兴。至于欣慰、愉快、兴奋、舒畅等情感有什么区别,沮丧、痛苦、难受、消沉等有什么不同,他们难以体会到。

(2)内抑制不强。自控力差,肤浅外露。用"喜怒无常"来形容他们是最恰当了。反应强烈,外显冲动,当他们的要求得不到满足时,就会不分场合大吵大闹。很难以社会道德、行为规范来调节和控制自己的情感。

(3)高级情感发育迟缓。如你希望低智儿好好读书,与他讲道理"长大了成为一个受人尊重的科学家",倒不如说:"你现在把这些功课做完了,就给你买巧克力。"

七、低智儿的性格特点

性格是指一个人对现实的态度和待人处事方面具有特征性的心理表现形式。是在长期生活环境中形成的,具有相对的稳定性,但在教育的影响下,有一定的可塑性。

新生儿期:表现为对父母的依赖感。

幼儿期:出现独立性和自主感,随着语言、运动能力的增加而迅速发展。又不能摆脱依赖,所以出现违拗与依赖的矛盾行为。

学前期:独立自主性进一步发展,但受挫后容易产生内疚与失望情绪。

学龄期:如果学业不佳,容易产生自卑感。

低智儿的性格特点是违拗与依赖性强。由于自身的缺陷,主动行为常失败,情绪容易波动,缺乏自信,过于胆小,退缩、懒散、缺少积极主动性。由于自制力差,不知回避危险,有的还有行为异常,表现为冷漠和攻击行为。

八、低智儿的六大异常行为

1.多动、注意力缺陷

低智儿童大脑发育迟缓,自控能力差,大部分都表现有注意缺陷,也有部分伴有无目的多动,男孩多见。主要表现为不能长时间地注意某一事物,特别是需要意志努力的注意;容易分心,注意力容易受外界的干扰,做事不能坚持始终,有的低智儿童甚至连三五分钟不开小差也难以做到。伴有多动行为者,上课时在椅子上扭来扭去,手脚不停,不能静坐,喜欢多嘴,常常还会影响其他学生的课堂学习。

2. 冲动、攻击、自伤行为

低智儿童冲动、攻击行为以男孩较多,重度以上学生较少,中度学生多见,表现为易激惹、冲动、破坏物品、踢打袭击他人或者辱骂别人;幼小者表现咬人,咬物,好打人,以发泄自己的情绪。他们的攻击行为往往找不到原因,行为发生突然,常带有破坏性。有些低智儿童则为内向攻击,表现为自伤,如达不到要求或愿望受到约束时出现捶胸、打头、咬自己的身体、撞墙等伤害自己的行为,以发泄自己的不满。

3. 退缩行为

退缩行为在学龄前期正常儿童中也较为常见,但随年龄的增长而好转。而较大年龄低智儿童特别是程度较重的学生也常表现有退缩行为,如胆小、害羞、低头、声音小、不敢与人交往、害怕见陌生人、害怕去生疏的地方、过分依恋亲人等,有的采取面墙独处、躲避等方式。

4. 性行为异常

从正常儿童发展看,一般3~5岁的儿童开始注意两性之间的差别,3~5岁的正常男孩会表现出对自己的外生殖器特别感兴趣、好奇,时常拿手去玩,但随年龄的增长,道德、社会行为意识增长,此种行为会逐渐消失。而低智学生的道德行为规范意识低,自控力差,特别是年龄较小或重度以上低智儿,男孩大部分都有玩弄外生殖器的行为,甚至不管场地、时间。低智女孩中则发现"夹腿综合征"的行为异常,表现为两腿夹紧摩擦以刺激外生殖器,但较男孩少见。喜欢抚摸、亲近异性同学或教师,在低智学生中也较常见。

5. 反社会行为

反社会行为主要是指不符合道德规范及社会准则的行为,如说话、逃学、偷窃、欺骗、故意捣乱等,这一般在低智学生中可见,男孩较多。如果不注意正确引导,成年后很容易发展成为反社会人格,行为与整个社会行为规范相背离,甚至做出损害他人生命、财产或社会治安等的违法行为,后果严重。

6. 异食行为

异食行为表现为吞食非食性物质,如咬玩具上的油漆、灰泥、头发、活物等,由于吞食的异物不同,导致消化系统的不同问题。作者曾接触一个有异食行为的13岁中度低智儿童女生,她爱抓扯自己的头发吃,额头的头发扯得秃了一大块,在家里喜欢偷吃生肉,自己无法控制,经过一段时间治疗后好转。

第七节　智力低下的诊断

判断儿童有无智力低下、智力低下的程度和病因,一般采用以下步骤。

一、详问病史

1. 发育史

婴幼儿至学龄期身心发育进程可概括为:"二抬四笑六独坐,八个月时学叫妈,九爬岁立十五走,岁半能说自己话,两三岁知大小便,四至五岁穿鞋袜,三岁孩儿会数数,识字辨色五岁娃。"根据这个一般规律,对照接受小儿的发育情况,衡量其是否正常。

2. 出生史

包括是否足月、出生时的体重、是否难产,有无产伤窒息、重症黄疸、颅内出血、先天畸形等。

3. 母亲孕期情况

有无感染发热,是否计划外生育、妊娠反应、先兆流产、创伤出血、服用药物、接触毒物、放射线照射、营养情况、甲状腺亢进等。

4. 家族史

父母是否近亲结婚,家族有无盲聋癫痫、脑瘫、智力低下或精神病者。

5. 过去史

有无惊厥发作、重症感染、中枢神经疾患、营养不良等。

二、细心检查

除一般检查外,应特别注意神志、面部表情、对周围的反应、语言动作发育、视听力、腱反射、肌张力、头围大小、特殊面容、特殊气味及其他先天畸形等。

三、特殊检查

对病史、体检初步疑诊为智力低下患者,必要时可进行头颅 X 线摄片、脑电图、CT、MRI 等有关检查,观察是否有脑器质性病变存在。

四、试验室检查

1. 染色体检查

疑诊为先天愚型、18-三体综合征、先天睾丸发育不全综合征、脆性 X 染色体综合征患者,均可进行染色体检查;对性染色体异常者,可进行口腔黏膜上皮细胞性染色质小体检查以助诊断。

2. 尿液生化检查

较常用者,有下列两种。

(1)三氧化铁试验。取新鲜尿 1 mL,加数滴醋使之酸化后加 10% 三氯化铁 5 滴,观察尿液颜色,如为苯丙酮尿症则呈绿色(苯丙酮酸),约半小时消退;酪氨酸血症呈淡绿色(对羟基丙酮酸),很快消退;枫糖尿症呈海蓝色或灰绿色(分支酮酸),但不经常出现。

注意:未成熟儿、重度贫血患者、肝病患者,以及服用酚噻嗪类等药物、异烟肼者也可出现绿色或紫色,应加鉴别。

(2)2,4-二硝基苯肼试验。取新鲜尿 1 mL 过滤后,加入试剂

0.1 mL,在 30～60s 出现黄色混浊或沉淀者为阳性,可见于苯丙酮尿症、枫糖尿症、甲基丙二酸血症、丙酸血症等,可结合临床症状及其他试验进行鉴别。

3. 血液生化检查

(1)细菌抑制法。用一种变异型枯草杆菌进行培养,这种细菌生长需要苯丙氨酸。先在培养皿中加入一种试剂,使其生长受抑制,然后再将含有苯丙氨酸血的滤纸放到培养基中,当血中苯丙氨酸含量超过 40 mg/L 时,就可使枯草杆菌恢复生长,为阳性结果。细菌生长圈的范围与苯丙氨酸的浓度大致成正比,可借以估计血中苯丙氨酸的浓度,作为初步诊断。本实验主要用于苯丙酮尿症,当血清苯丙氨酸浓度达 60 mL/L 以上时,即可诊断为本病。

注意:①许多未成熟儿和部分足月儿,苯丙氨酸羟化酶成熟稍迟,血中苯丙氨酸可暂时轻度升高,生后 3～12 d 此酶活性逐渐成熟,血中苯丙氨酸浓度即降至正常,此为阳性反应;②轻症苯酮尿症的婴儿,人乳喂养或用低蛋白饮食者,其血中苯丙氨酸浓度可无明显增高,呈假阳性反应。

(2)血中苯丙氨酸浓度测定。可用氨基酸自动分析仪测定血中苯丙氨酸浓度,正常人(新生儿期后)血中苯丙氨酸浓度为1～30 mg/L,苯丙酮尿症患者哺以乳类 3～4 d 后,血苯丙氨酸浓度就有明显升高。此法可准确判定血苯丙氨酸浓度。

(3)苯丙氨酸耐量试验。用于无临床症状的苯丙酮尿症患者。先测定空腹血中苯丙氨酸浓度,然后口服苯丙氨酸,1～4 h 再查血,患者血中苯丙氨酸含量明显增高,而酪氨酸则不增高或降低。

五、早期发现智力低下

孩子出生后,家长要特别注意以下四方面问题。

1. 特殊外貌

一些先天代谢障碍或染色体异常遗传性疾病的病儿,常有特殊外貌。

(1)先天愚型,头面部可见:小头,眼裂上倾,两眼内眦间距增宽,鼻根低平,舌面沟裂多而深,舌常伸出口外,耳小而低位,颌小,腭狭。

(2)氨基酸代谢异常的患儿外貌多伴有"碧眼金发",皮肤白嫩,乍一看还很漂亮,可仔细观察,就会发现其毛发无华,身体有异味。

(3)性染色体异常的男性患者可出现睾丸小,阴茎短小,乳房发育,皮下脂肪丰满,无胡须,喉结不明显的那种"男不男女不女"外貌。

(4)先天性卵巢发育不全症患者手指线总数又可高达 190 ~ 200 条。

(5)高发区中常见的呆小症患者常呈傻笑容貌,皮肤粗糙,满面皱褶纹,内眦多有赘皮,十几岁的孩子像个五六十岁的老头子。

(6)猫叫综合征:婴幼儿哭声像猫叫,特殊面容为头小、脸圆、眼距宽、外眼角下斜、塌鼻梁、耳位低、小下颌、通贯手,生长发育迟缓。

(7)黏多糖病:丑陋面容,头颅大而圆呈舟形,前额和两侧颞部突出、颞部发迹边缘低,发密粗而直、浓眉、眼距宽、鼻梁低、鼻孔大、略上翻、唇厚、张口、舌体大常伸露口外、颈短、下颌小,角膜混浊从而影响视力,智力迟滞呈进行性。

(8)小头畸形,前囟径近于闭合,前额及两颧骨上向倾斜,枕部平坦,头颅部显得更小而顶部尖,脑发育受限而影响智力发育。

2. 所谓乖孩子

这种孩子出生后,随着岁月增加,身体逐渐长大,但他们对外界反应冷漠,常"乖乖地睡着",大人逗他无反应,即使肚子饿了也不哭,裤子湿了无反应,感觉挺省事,这恰恰是本病的一个重要特征。

(1)正常儿2~3个月会微笑,低智儿半岁多仍无表情。

(2)视力发育迟缓,眼神不会跟踪亮光或物体。

(3)对声响缺乏反应。

(4)咀嚼、喂奶困难,固体食物易吐。

(5)会走路,两足依然相互乱碰,2~3岁仍出现。

(6)3个月躺在床上看自己双手,持续到半岁多。

(7)正常小儿6~12个月将东西放进嘴里,当手功能熟练时,就不用嘴啃,低智儿2~3岁还将玩具放在口内。

(8)正常小儿15~16个月不把东西随地乱丢,发育迟缓者持续要长。

(9)正常儿1岁停止流口水,低智儿2~3岁仍持续。

(10)清醒时,低智儿昼夜磨牙。

(11)低智儿反复刺激或持续刺激或打针拔出后才会哭闹,哭时发出喉音,有时尖锐或尖叫,也有哭声无力,正哭时音调变化。

(12)对周围事物缺乏兴趣或精神不集中、反应迟钝是其特点。

（13）多睡或无目的地多动。

3. 警惕"软骨病"

指的是佝偻病,夜惊、多汗、烦躁不安是早期表现。小儿的动作是随着大脑的逐渐发育成熟而有程序地发展的,如抬头、坐、行走、手的功能、语言发育等。当小儿不能如期达到正常标准,被认为是"软骨病"或缺钙,而用钙剂、鱼肝油、维生素 D 治疗无效时,应当想到这是由于神经发育障碍而引起的发育迟缓,是智力障碍的一种早期表现。

4. 危险信号

有些孩子在一定年龄范围内,迟迟达不到所规定的行为标准,这种现象即通常所说的智力发育危险信号。现列出婴幼儿的身心发育口诀,便于家长对照和掌握。

运动发育过程,"二抬四撑六会坐,七滚八爬周会走"。语言发育过程,一岁以内:"四笑八语周说话",一岁以上:"三歌四唱五识字"。适应能力发育过程,一岁以内:"六能识人七自知,十学再见周有情",一岁以上:"二懂命令三分类,四爱多问五计数"。

下面是按年龄顺序常见的危险信号:

（1）3 个月:①孩子的颈部仍软弱无力,不会自己抬头;②对周围声音没反应;③见到家人不会笑。

（2）6 个月:①孩子的双手仍常常紧握,两眼总看手;②两眼对周围的人和物没有反应,见到亲人缺乏兴趣;③进食时没有咀嚼动作,常发生吞咽困难;④老实躺着,多睡不哭,没有吃和玩的要求。

(3)9 个月:①孩子还不会翻身,也不会坐;②不会用拇指配合捏住花生米粒,也不会捏饼干渣;③不会伸出食指,不会用食指指人和物,也不会抠、抓动作;④常表现无目的地多动,注意力不集中。

(4)18 个月:①不会独立;②不会叫"爸爸"和"妈妈"。

(5)24 个月:①不会独自行走;②不会按照要求,指出自己的眼、耳、鼻、口等;③仍然常流口水。

家长一旦观察到上述信号,要及时前往有关单位进行检查,发现有智力低下应及时治疗。

第八节　智力与智力测验

一、智力

在日常生活中,经常听到这样的议论,"这个孩子聪明,那个孩子笨"等。聪明不聪明就与一个人的智力有关。智力、智能、智慧等名词的含义是一致的。一般来说,智能一词是指智力和能力。能力是直接影响活动效率,使活动顺利完成的个性心理特征。例如,画家必须具备对颜色的分辨能力;音乐家必须具备对音乐的辨别能力;教师必须具备语言表达能力;科学家必须具备敏锐的观察能力;作家必须具备丰富的想象能力。能力是在生活和劳动的过程中形成的,并且在活动的过程中表现出来的。所说的智力指一般的能力,如观察力、记忆力、思维能力、想象力等。从控制的角度看,智力是从许多可能的方案中选择最优秀的方案的能力。即指大脑对外界的信息的接收、加工、储存，并在一定情况下从"记忆仓库"里提取信息以解决问题的能力。智力发展水平高的人，能对客观事物观察全面、准确，记忆能力强，思维深刻，能够概括事物的本质，提出解决问题的优秀方案。目前对智力的定义有以下说法。

（1）一些人认为智力是对新环境的适应能力。智力是人类特有的。在个体智力发展过程中，经历着由低级到高级，由简单到复杂的发展过程。

（2）智力是认识事物的能力，是多种认识能力总和表现，其中最基本的是观察力、记忆力、思维能力、想象能力等。

（3）智力是抽象思维能力或判断推理能力。智力是一个人有目的的行动，合理的思维和有效的处理环境的综合的整体能力。

（4）智力是一种创造力，创造力是抽象思维能力的高级表现。它也和抽象思维能力一样，不是孤立存在的，离开记忆、抽象思维等，就不可能有创造力的产生。

（5）智力是学习的潜在能力。美国心理学家桑代克（Edward Lee Thorndike）说："智力表现为学习的速度和效率。"所谓潜在力，是指一种可能性，是指一种尚未表现出来的能力，即在学习中有达到较高或更高效能的内在可能性。基于以上分析，可以认为智力是人们在认识事物的活动中所形成的认识方面的稳定的心理特征的综合。

二、智商

智商是人们用来表达一个人智力水平的指标,是一个相对量值。常用智高有两种。比率智商＝心理年龄的生理年龄×100。人的心理年龄随着生理年龄增长而增长,因此有一定的稳定性。离差智商相对于某一年龄段总体成绩而言。如一个年龄组总体平均值高(低)X标准差,他的智商就等于100+15X。随着年龄的增长,各年龄段的总体平均成绩也会增长,因此一个人的离差智高有一定的稳定性。当然,智商在短时间内一般不会发生很大变化。此外,智力测验的内容具有一定的代表性,但也有一定的选择性。目前人们在智力测验时对教学·空间·记忆·思维或技能操作活动相比较多,而对音乐·体育或艺术表演方面活动考虑得相当少。实际上这些活动也反映了一个人的智力活动。

三、智力测验量表

智力测验量表分为两类,即筛查性质测验和诊断性质测验。

1. 筛查性质测验

(1)丹佛筛查试验(简称DDST)。适用于6岁以下小儿,属于筛查性质。

(2)皮博迪图画词汇试验(简称PPVT)。适用于2.5～18岁者,用150张图片,每张用黑白线条画四幅,讲一个词语,找出相应的幅,方法简单省时,用于语言障碍及运动障碍者。

(3)绘人像试验。适用于5~9岁小儿,要求小儿在一张白纸上画人像,然后评分,方法简单,10分钟可完成,临床较常用此法。

(4)入学50项测试。共50个问题,一题一分,需10~20分钟完成,适合学龄前儿童。

2.诊断性质测验

(1)贝利婴儿发育量表。适用于2~30个月婴儿,包括精神发育量表163项,运动量表81项,行为量表24项,需40~60分钟才能完成。

(2)盖泽尔发育量表。适用于4个月~3岁小儿,从粗大运动、精细运动、应物能力、言语能力、应人能力五方面检查,测得结果用发育商(developmental quotient,DQ)表示,DQ=(测得发育年龄÷实际年龄)×100,每次检查约需60分钟。

(3)斯坦福-比奈智力量表。是世界上最早用的智测之一,国内学者做了修订,适用于2.5~18岁的患者,采用具体知识、辨别记忆、抽象知识、逻辑、数量、词汇等。每岁有几个试题,以测验成绩定智龄,后换算为智商,可评价小儿学习能力及智力迟滞程度,可做出程度诊断。

四、50项提问智能测验

50项提问智能测验法是全国儿童智能协作组制定的智能测验方法之一。50项提问测验量表原为"儿童入学准备试验",是参考国外资料结合国情制订的智测方案,原为 43 项,通过数次人群测查,最后修订为 50 项。经本次研究,又加以标准化。

（一）内容

50 项量表属于一种测验儿童综合性能力的筛查工具,内容为回答问题和操作两大类,共 50 个测验题。

（1）自我认识能力 13 项,如指出身体部位、说出姓名、性别及家庭住址等。

（2）运动能力包括大运动及精细运动,共 13 项,其中,粗大动作与平衡动作包括足跟对着足尖直线向前走及倒退走,独脚站、并足跳,粗细动作与适应性动作包括穿衣裤、打活结、用筷子等。

（3）记忆能力项,如复述数字、句子、故事内容和执行四个命令。

（4）观察能力项,如指出图画中缺损部分、错误及拼图等。

（5）思维能力 9 项,包括左右概念、日期概念、三件事物的联系,听故事后进行分析推理等。

（6）常识 5 项,如认识颜色、指出几何图形、动物名称和食物来源等。

（二）测验方法

本量表采取个人测验,对每一个儿童按 50 题顺序逐题提问。除题内注明者外,一般回题只回一次。

(三)评分方法

答对一题记 1 分,以√表示。答错或部分答对均不给分,以×表示。满分为 50 分。

(四)实足年龄计算法和年龄组划分法

1. 实足年龄计算法

实足年龄应准确计算,必须落实到几岁、几个月、几天,缺一不可。算法是:先记录测验日期,问准出生年、月、日,再以测验日减去生日,即得实龄,借位时每年按 12 个月计算,每月按 30 天计算。

例 1:测验日期 2019.8.30

　　出生日期 2014.5.23

　　实足年龄 5 岁 3 月 7 天

例 2:测验日期 2020.1.5

　　出生日期 2013.6.17

　　实足年龄 6 岁 6 月 18 天

受试儿童的准确年龄是计算量表值的依据,也是计算离差智商和评价智能水平时必要的前提。

2. 年龄组划分

50 项量表测查对象的年龄分组方法:年龄划分按平岁为组。

4 岁组:3 岁 10 个月(从第 10 个月的第 1 天算起)~满 A 岁 3 个月(第 3 个月的最后一天止)

$4^{1/2}$ 岁:组 4 岁 4 个月～满 4 岁 9 个月

5 岁组:4 岁 10 个月～满 5 岁 3 个月

$5^{1/2}$ 岁组:5 岁 4 个月～满 5 岁 9 个月

6 岁组:5 岁 10 个月～满 6 岁 3 个月

$6^{1/2}$ 岁组:6 岁 4 个月～满 6 岁 9 个月

7 岁组:6 岁 10 个月～满 7 岁 3 个月

(五)测查时注意事项

(1)测试前要和小儿交朋友,使小儿自然活泼,愿意接受检查,如小儿当时情绪不好,不愿回答问题,不可勉强而得出不准确的评分,应改期再测。

(2)检查室内要保持安静,避免噪声或其他外界干扰。桌椅大小、高低要合适,桌面要平整。

(3)施测时,室内除主试和受试外,不得有第三者在场,受试者应坐在主试者的右侧。

(4)可靠的测试结果取决于主试人能否遵从标准手续测试。在测验过程中,主试人绝对不能改变任一测验题所规定的语句,或超过允许的范围给小儿提供帮助。要按指导语规定的程序提问。提问时,要清楚、明确、易懂,态度和颜悦色,充分引起小儿注意,鼓励小儿的任何回答。小儿回答问题时,不可向他做任何暗示或进一步解说。

(5)儿童如有饥饿、疲倦、怕生等,均会影响测试结果,应力求排除这些因素。

(6)测试时间最好安排在小儿精神饱满时,以 8:30—10:30 为好。亦可在下午小儿午睡后的 3—5 时。

(7)一题中有数项答案者,应分别在提问项目上打"√"或"×"号,如问几何图形,答对圆形"√",正方形"√",而三角形"×"表示未达对,其余类推。

(8)对某些测验项目,如属相、年龄等应注明儿童的答案。

(9)检查者在测验过程中观察到的情况如小儿的反应快慢、注意力是否集中、情绪的好坏等,应在记录单上注明。

(10)对每一测验儿童应问明来诊原因,家长对小儿行为表现的评价及既往或家族中的重要病史,以便在进行指导时作为参考。

(六)测查工具

(1)网球 1 个。

(2)手绢一条:擦桌用。方毛巾或小手绢均可。

(3)筷子一双:儿童用筷子。

(4)线绳:打结用,20～30 cm 长。

(5)红、黄、蓝、绿四个正色塑料片。

(6)塑料型板:①四个扇形用于拼圆形用。两个三角形用于拼正方形,两个三角形用于拼长方形。

(7)椭圆形图样一张,拼椭圆形塑料小片共 6 块。

(8)能力商表。

（七）测验量表（表1-2）

表1-2　50项提问智能测验量表

序号	测验题	操作方法	通过标准
1	指给我看,你的眼睛在哪儿	问小儿"你的眼睛在哪儿?"	指对眼睛部位
2	指给我看,你的耳朵在哪儿	问法同上	指对耳朵
3	指给我看,你的颈部在哪儿	问法同上	指对颈部
4	告诉我,你叫什么名字	主试者问小儿"你叫什么名字?"	回答小名或姓名
5	你的手指在哪儿	问法同第一题	指对手指
6	请把衣服上的扣子扣好	请小儿扣自己或主试者的上衣扣子	扣上一个扣子
7	有一双鞋(鞋头对着小儿),你穿穿看	可让小儿将自己鞋子脱下,鞋尖对着小儿,让他再穿上	能分清左、右脚
8	请把裤子重新穿一下	把小儿的外裤脱到小腿再让他自己拉上来	要求穿得比较整齐
9	指给我看,你的眉毛在哪儿	问法同第一题	指对眉毛

续表1-2

序号	测验题	操作方法	通过标准
10	请你学我做,倒退走路(2米)	让小儿倒退走2米	稳当地倒退走路
11	你并住双足往前跳一下(20厘米左右)	将一张16开白纸横放在地上,让小儿并住双足跳过白纸(先示范)	小儿能跳过白纸而且跳过后双足仍保持并拢姿势
12	你今年几岁(虚岁和实岁都可)	问小儿"你今年几岁?"	说对自己的岁数(实岁或虚岁)
13	你自己会穿上衣服吗?穿给我看看	先把小儿外衣脱下再叫他穿上(可询问家长)	小儿能自己穿上单衣,不用他人帮忙
14	你知道哪些东西是动物吗?请你说两种	主试者对小儿说"你告诉我两种动物的名称"但不能说出"动物园"或举例暗示	能说出任何两种动物的名称
15	指给我看,你的足跟在哪儿	问法同第一题	指对足跟
16	重复说一个数目4213(61976)	主试者读4213及61976数字时速度要慢	能正确重复读5位数字

续表1-2

序号	测验题	操作方法	通过标准
17	给孩子看一张未画腿的人物画像。请孩子指出哪部分未画完或请他补画	主试者问小儿"这幅画缺了什么?"	说出图画上的小孩缺了一条腿,如说缺脚不给分
18	指给我看,你的肩在哪儿	问法同第一题	指对肩的部位
19	正确地说出下面的△○□	给小儿看圆、正方形、三角形三种图形问小儿"这是什么形状的?"	全部说对三种几何图形。说对者于图上打√,说错者打×
20	从30厘米高处跳下,足尖着地(示教)	利用30厘米高的木椅让小儿站在椅子从上向下跳	跳下时,必须足尖先着
21	请你按我说的顺序做这三件事:(1)把门打开;(2)将那小椅子搬过来;(3)用那抹布擦擦这桌子(连说2遍)	主试者请小朋友做三件事,要求按照说的先后顺序完成	必须按顺序做才能给分。如某项颠倒,不给分

续表1-2

序号	测验题	操作方法	通过标准
22	你能用筷子夹起这豆子(或花生米)吗?做做看	让小儿把花生米用筷子夹住,从桌子上放在盒子里连做三遍	熟练地夹起2~3次
23	说五个反义词(用相反事物提问):(1)火是热的——冰是(冷)的;(2)大象鼻子是长的——小白兔尾巴是(短)的;(3)老虎是大的——蚂蚁是(小)的;(4)头发是黑的——牙齿是(白)的;(5)棉花是软的——木头是(硬)	主试者问小儿"火是热的,那冰呢,大象鼻子是长的,小兔子尾巴呢?……"以此类推	五个反义词全说对
24	你会独脚站立吗?试试看(10秒)	让小儿一只脚站立,不能用手扶或身子依靠物体	必须稳站10秒钟

续表1-2

序号	测验题	操作方法	通过标准
25	足跟对着足尖直线向前走(2米)	主试者在地上划2米长直线,说明向前走时,足尖必须对着足跟,先示范一次	小儿能稳当地向前走6步即算通过
26	你知道自己属什么吗(指生肖)	问小朋友"你属什么?"	说对自己的属相,主试者应予记录,并与其父母所报告的核对,属实给分
27	让孩子抓住弹跳到胸前的球(测试者和孩子相距1米)	最好用网球,主试者先作示范,主试者与受试者相距1米左右,将球拍给小儿,让他接。连做三次	小儿必须用双手接住,用双臂或前胸助接时,不给分,三次中,有一次接住球即算通过
28	说出红、黄、蓝、绿四种颜色(图形或实物)	给小儿看颜色明确的红、黄、蓝、绿四种带色图形	四种颜色必须全部说对
29	用拼版照样拼椭圆形	将事先画好的椭圆模型放在小儿面前,让小儿将各个小块分别摆进去,不能暗示,可以说"按图摆进去,不要留缝。"	全部摆对

续表1-2

序号	测验题	操作方法	通过标准
30	看图,说出有什么不对的地方(鸡在水中游)	给小儿看一张鸡游泳图,问小儿"这张图,画得对不对?"如小儿回答说"画得错了",再问:"哪儿画错了?"	要说出图画是错的及错的原因,答案应是"鸡不能在水里游泳"
31	告诉我,你姓什么	主试问小儿"你姓什么?"	必须说对姓,连名带姓都说的不给分
32	学我样,足尖对着足跟倒退走	操作方法同25题,叫小儿足尖对着足跟向后退着走2米(先示范)	小儿稳当地向后退走6步即算通过
33	请描绘下图-○/	叫小儿照图描画,次序不能变,画时不能暗示	描出的图形和顺序应与左图一样,圆必须封口
34	看图说出有什么不对的地方(雨下看书)	给小儿看一张雨下看书图画,问小儿"这张画画得对不对?"	小儿说出图画的错误及错的理由,正确回答是"下雨了不能在外面做作业"

续表1-2

序号	测验题	操作方法	通过标准
35	看牛、兔画说三处错误（牛尾、腿、兔耳）	给小儿看牛、兔图画，问小儿"兔子缺了什么？牛缺了什么？"	正确回答是"兔子缺了一只耳朵，牛缺了一条腿和一个尾巴"
36	你住在哪儿（要有路名、门牌号）	问小儿"你的家住哪儿？"	要求说对路名或胡同名、门牌号（生产队或村）
37	请用线绳捆住这双筷子并打一活结	让小儿用线绳在筷子上打一活结	打成活结给分，死结不给分
38	用拼板拼图，圆形、正方形、长方形	用4块扇形让小儿拼成圆形，再用两个三角形拼成正方形及长方形	三种图形全部拼对
39	指给我看，你的膝盖在哪儿	问小儿"你的膝盖在哪儿？"	小儿指对膝盖
40	你知道吃的蛋是从哪儿来的吗？吃的青菜（或白菜）从哪儿来的	问小儿"你吃的蛋是从哪来的？"再问"吃的青菜（或白菜）是从哪里来的？"	"鸡蛋是鸡生的。""白菜是农民伯伯种的。"或"地里长的"
41	你知道吃的肉是从哪儿来的吗	问小儿"你吃的肉是从哪来的"	"把猪或牛羊宰了（或杀死）得来的"

续表1-2

序号	测验题	操作方法	通过标准
42	你想一想后回答我：鸟、蝴蝶（或蜜蜂）或苍蝇有什么相同之处	问小儿"小鸟、蝴蝶（蜜蜂）和苍蝇有什么相同的地方？"	"都是飞的"
43	你想一想后回答我：毛线衣、长裤、鞋子有什么共同之处	问小儿"毛线衣、长裤、鞋子有什么相同的地方？"	"都是穿的"
44	请你用左手摸摸右耳朵，用右手摸左耳朵，用右手摸右腿	可先请小儿举起左手，再举起右手，然后再对小儿说："请你用左手摸右边的耳朵，用右手摸左边的耳朵，用右手摸一摸右腿。"	全部指对才算通过（三试三对）
45	今天是星期几（说出星期几），请告诉我后天是星期几。明天呢？昨天呢？	主试者应先告诉小儿"今是星期几（如说是星期二），请你告诉我后天是星期几。明天是星期几？昨天是星期几？"提问顺序不能颠倒	全部答对才能得分

续表1-2

序号	测验题	操作方法	通过标准
46	工作人员讲一个短故事给孩子听,听完后要他回答:(1)小兔子借篮子干什么?(2)小鸭子请公鸡干什么?(3)小松鼠请公鸡干什么?(4)公鸡为什么又跳又叫?(5)有谁帮公鸡修房子	主试者先讲个"公鸡为什么脸红了"的故事给小儿听,讲完故事后问小儿五个问题,让小儿一一回答	5个问题全部答对通过
47	倒说三位数:238(倒说832),619(916),596(695)要求三试二对,可换其他数	主试者先念一个三位数,然后示范倒说再进行测试。问小儿"238倒说怎么说?"另两个数以相同口气问,主试者读数时要慢些,允许小儿思考	三个数中有两个数倒说说对

续表1-2

序号	测验题	操作方法	通过标准
48	我说一句话你仔细听着,并照样说给我听,(妈妈叫我一定不要和小朋友打架)连说二遍	主试者重复说两遍后,再让小儿照样复核句子(14个字组成的句子)	全部句子复核无错误,如漏字或用其他词代替均不给分
49	你想一想,然后回答我:口罩、帽子、手套有什么共同之处	问小儿"口罩、帽子、手套有什么相同的地方?"	"都是戴的"
50	听故事后回答——小公鸡为什么脸红了	先讲"公鸡为什么脸红了"的故事给小儿听,讲完故事后,问"你告诉我,小公鸡为什么脸红了?"允许小儿思考	"小公鸡不好意思了或难为情了或害羞了"

附:第50题"公鸡的脸为什么红了"

公鸡和兔子、鸭子、松鼠住在一起,有一天早上,兔子来找公鸡说:"我要上街买萝卜,借一只篮子给我用吧!"公鸡说:"我自己要用,不借。"

中午,鸭子来找公鸡说:"公鸡哥哥,你嘴巴尖尖的,帮我解一下衣服上的扣子吧!"公鸡说:"我要吃饭了,没有空"。

到了晚上,松鼠来找公鸡说:"我明天早上要上山砍柴,你早一些叫我起床吧"。公鸡说:"我没有力气,不高兴叫。"

过了一天。刮大风,下大雨,把公鸡的屋顶掀掉了,公鸡急得又跳又叫。正在着急时,兔子、鸭子、松鼠一起赶来了,帮助公鸡修理屋顶。

没有多久,风停了,雨住了,屋顶也修好了,公鸡看看这一切,脸一下红了。

(八)50 项能力商表的编制方法

1. 测验分数换算为能力商的方法

为了在实际应用时能较快地说明儿童智能发展程度,有必要将测验分数换算为能力商,以便比较不同年龄儿童的智能水平。

50 项量表属筛查性质的量表,为了区别于一般智力诊断量表所用的智商,改称为能力商。

250 项能力商采用离差智商公式计算。计算方法是根据各年龄组实际测得的分数、平均分数和分数标准差,按下列公式计算:

$$智商(能力商) = 100 + \frac{15(x-X)}{SD}$$

公式中 x 为实测分数,X 为同年龄组儿童平均分数,SD 为分数标准差。

在计算离差智商时,各年龄组分数均值规定平均智商(能力商)为 100。由上式,计算得出各年龄组得分与能力商值的函数式,然后把实测分数 1~50 分逐个代入,即可算出 1~50 分相对应的智商(能力商)值。

举例:4 岁儿童组分数均值(x) = 28.66

分数标准差(SD) = 6.69

作者在洛阳市计生委每年要举办病残儿鉴定,从开始到结束绝大部分时间均由我参与智力测验。开始用韦氏量表,项目多,烦琐,时间紧迫,采用 50 项能力商表方便明了,用着得心应手。

智力测验是心理学用以测定人的智力(能力)水平的一种方法。智力是一种心理现象,正像物理和生理现象一样,是可以测量的。不过,必须通过一些间接的方法,即通过观察小儿有代表性的行为,来对儿童的智力水平进行了解。同时,按照一定的心理学原理,使用统一操作程序,对照量表分析智力水平。一般智力测量多偏重于认知能力的测定。智能检查在诊断脑功能障碍病人方面具有重要作用,如对智力落后儿童的评定、对精神患者的诊断及治疗效果的鉴定等。人才选拔、职业指导方面,心理学家根据各种活动所要求的心理特征的分析,设计出各种能力测验,预测人们从事各种活动的适宜性,成为专门选拔人才的有效手段,如用测验方法选拔飞行员可以使淘汰率由 65% 下降到 36% 。

儿童保健和早期教育方面,通过智力检查了解不同年龄儿童智力发展规律,对心理与智力发展做定期检测,能够及时掌握儿童智力发展程度,掌握其发育特点,因材施教,促进小儿各方面得到发展,同时能够及早发现发育偏离的儿童。而采取相应的教育与智力测验,有利于人才培养,有利于国家建设事业。

2.《斯坦福—比奈量表》

可供3~7岁的儿童进行智力测量时参考(表1-3至表1-7)。

表1-3 斯坦福—比奈量表三岁组

序号	测验名称	测验方法提要	计分法
1	指出身体各部分(鼻、眼、嘴、耳、头发等)	"把你的鼻子指给我看。"如不回答,便指儿童的下颌或耳朵,"这是你的鼻子吗?""不是的。""那么你的鼻子在哪里?"其他的试法相同	答对三个通过
2	列举表中各物	"告诉我这张图画里的东西。"图共三张,见图1-1、1-2、1-3	每张图能举出三种东西的,通过
3	说出自己的姓名	"你叫什么名字?"	说对的通过
4	说出常见的物品或名称	"告诉我,这是什么?"指着五样东西:钥匙、小刀、手表、铅笔、书包	答对三样,通过

续表1-3

序号	测验名称	测验方法提要	计分法
5	说明性别	若被试验者是男孩,则问:"你是男孩还是女孩?"反之则问:"你是女孩还是男孩?"	答对者,通过
6	重复一句话	讲述包括6~7个音节的一句话,例如"幼儿园里真好玩。"共三句,每句读完后停顿几秒,然后叫儿童重复	答对一句,通过
7	(交替试验)重述数字	例如:6、4、7、3、5、2,8、1、9每字相间一秒,三个数字读完后停几秒,然后叫儿童重述	若对一组者,通过

表1-4 斯坦福—比奈量表四岁组

序号	测验名称	测验方法提要	计分法
1	比较两条线的长短	出示画有两条线的纸片，"告诉我，哪条线长些?"然后，把纸片倒转过来，再给儿童看，并重复上述提问	三次比较全对者通过。若只对二次则需再对三次，全对者通过
2	辨别形体	"这张图(图1-4)下面四个图样中，哪个与上边那个是一样的"	答对者通过
3	基画方形	约2厘米长的方形，让儿童用铅笔摹次画	画三次，只要有一次画得与标准图不相上下者，通过
4	重述数字	4、7、3、9，2、8、5、4，7、2、5、1(方法同三岁组的测验⑦)	答对一组者，通过
5	数东西	拿四个硬币叫儿童用手指指着数，并说出一共几个	一定要用手指指着数，数对的及格。不用手指指着数，即使说对了，也不算通过

续表1-4

序号	测验名称	测验方法提要	计分法
6	对答问题	①要睡觉的时候怎么办? ②身上感到冷了怎么办? ③肚子痛了怎么办	答对两个的,通过
7	(交替试验)重述一句话	例如:"哥哥和弟弟一起到公园去玩。"共三句(方法同三岁组的测验⑥)	答对一句的,通过

表1-5　斯坦福—比奈量表五岁组

序号	测验名称	测验方法提要	计分法
1	比较重量	用多层厚纸粘成直径相同的两个圆,分别重5克和15克。共试三次	两次对的,通过
2	耐力测验	预制两张同样的长方形纸片,宽6厘米,长9厘米。一张纸片按对角线剪开成两个三角形(图1-5),然后叫儿童拼成如未剪开的那张纸片一样,拼三次	两次对的,通过

续表1-5

序号	测验名称	测验方法提要	计分法
3	分辨颜色	红、黄、蓝、绿四张纸片,每张长6厘米,宽3厘米。用手指其中一张问:"这是什么颜色?"	全对者,通过
4	说明物件的用途	椅子、马、布娃娃、铅笔、桌子、床	说对四样者,通过
5	辨别完缺	图1-6上画着五种残缺不全的事物,叫儿童指出其残缺不全处	全对者,通过
6	执行指示	(1)"把钥匙放在那张椅子上。"(2)"开(或关)那扇门。"(3)"把那只盒子拿给我。"	一定要按顺序去做,全对者通过
7	(交替试验)说出自己的年龄	"你几岁了?"	答对者通过

表1-6 斯坦福—比奈量表六岁组

序号	测验名称	测验方法提要	计分法
1	分辨左右	依次叫儿童指出右手、左耳、右眼。若指错一个，重来一遍，重向时要改左手、右耳、左眼	三个全对者，通过。答错一个，需再指三次，答对者通过
2	指出图中相同者	指出图中相同者。指着图1-7说，"告诉我，下面的树叶中哪五片是跟最上面的五片一样的。"	答对三片者，通过
3	说出四种面值的货币	一分、五分、两角、五角	答对三个者，通过
4	重述句子	重述16~18个音节的句子，共三句。方法同三岁的测验6	两句答对者，通过。或者两句中一句有一个错误，另一句全对，通过
5	数东西	共数13个分币，与数4个分币的方法相同	数二次，对一次便通过

续表1-6

序号	测验名称	测验方法提要	计分法
6	回答较难的问题	(1)"你上学的时候下雨了怎么办?" (2)"如果你家里失了火,你怎么办?" (3)"乘公共汽车去看电影挤不上车怎么办?"	答对的,通过
7	(交替试验)分辨上午和下午	"现在是上午还是下午?"	答对的,通过

表1-7　斯坦福—比奈量表七岁组

序号	测验名称	测验方法提要	计分法
1	形容图画	"告诉我,这张图画里一共画了哪几排东西?"共三张图,见图1-1、1-2、1-3	全部说对两组者,通过
2	重述数字	3、1、7、5、9、4、2、6、8、10、9、1、7、6、8	说对两组者,通过
3	打结	给儿童一根绳子,叫他打个结	一分钟内完成者,通过

续表1-7

序号	测验名称	测验方法提要	计分法
4	指出两物的区别	（1）苍蝇与蝴蝶；（2）石头与鸡蛋；（3）木头与玻璃	说对两组者,通过
5	数手指	一只手有几个手指? 两只手一共几个手指	全对者,通过
6	摹画两个菱形	叫儿童用铅笔摹画两个菱形(见图1-8)	两个全对者,通过
7	（交替试验一）说出一周内各日名称	先叫儿童说出一周内各日名称。然后再问:"星期二的前一天是星期几?""星期二的后一天是星期几?"	15秒钟内能完成者,通过
8	（交替试验二）倒叙数字	说出2、8、3、4、6、7、1、5、9,叫儿童倒述说出3、8、2、7、6、4、9、5、1	

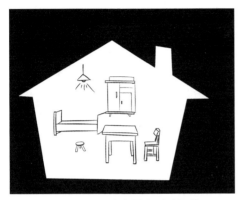

图1-1 斯坦福—比奈量表测试图①

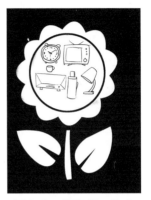

图1-2 斯坦福—比奈

量表测试图②

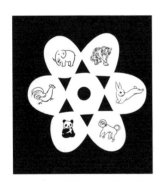

图1-3 斯坦福—比奈量

表测试图③

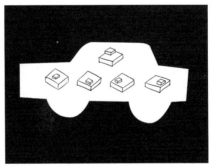

图1-4 斯坦福—比奈量表测试图④

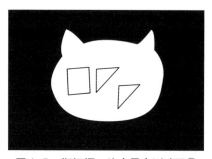

图1-5 斯坦福—比奈量表测试图⑤

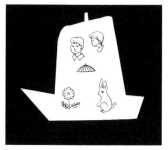

图1-6 斯坦福—比奈量表
测试⑥

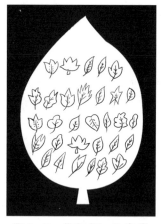

图1-7 斯坦福—比奈量
表测试图⑦

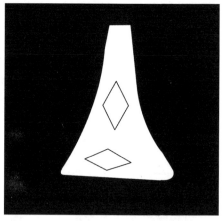

图1-8 斯坦福—比奈量表测试图⑧

注：

（1）交替试验仅使用于正式测验题因某种原因不能使用时，或觉得某一正式测验题被试者已知道时。但是，交替试验及格的答案不能用来抵偿正式测验不及格的答案。

（2）智龄求法如下：如有一实龄 5 岁的儿童，完全通过了"五岁组"的测验题，那么"五岁组"以下各组的测验，不必考试就算通过了。再测验"六岁组"以上的题目，若通过了"六岁组"的 5 个试题，"七岁组"的 4 个试题，"八岁组"的测验全部不通过，那么，"八岁组"以上的各组都算通不过。这个儿童的智龄是：因"五岁组"答案全对，智龄 5 年；"六岁组"答对 5 题，每题智龄 2 个月，共值智龄 10 个月；七岁组答对 4 题，共值智龄 8 个月，这个儿童的智龄应为 $60+10+8=78$ 个月 $=6.5$ 岁，他的智商是：

（智龄）78 月 $\times 100=130$

（3）在计算智商时，对于实际年龄的核算，一般按月计算，举行测验的当天也要计入。不足一月者，天数在 15 天以上算一个月；若 15 天以下不予计算。

3. 智力测验的体会

作者带领儿保组同事们于 1981 年 4 月采用斯坦福—比奈量表，对 811 名 3～6 岁儿童 811 各进行智力测验。为了保证测验结果的可靠性，主试人态度和蔼可亲，说话慢而清晰消除了被试者的恐惧心理，取得受检小儿信任，使他们可以集中思想来解答问题。测验的步骤，先易后难，按口试、识别物品、笔试和布置操作的顺序，让受试者去完成,这样做往往比较顺利,并能节约时间。

依据量表进行测试后,按标准评分,求出智商。正常才能(智商 90~110)者 526 名,占 64.9%;智商为 140 以上(天才)者,三及四岁组各 14 名,占该年龄组 3.4%;智商 70 以下、发育迟缓者各年龄组共 6 人,占 0.73%。从测量结果看,三及四岁智力超常儿童各 14 人,占该年龄组总人数的 3.4%,与美国在 1959 年普查全国儿童智力结果基本一致。5 岁以上组智商未超过 140 者,因为缺少试题故未测验。发育迟缓者较少,可能与入托限制有关,因该幼儿园入园儿童均经过筛选,合格者方可入园。智商与家长文化程度、工种是有关的。但笔者此次测验的对象,其家长约 80%是工人,与干部、知识分子子女差异不明显,这可能是因为该托幼机构早期教育抓得及时和多数青壮年工人均具有相当的文化程度,而且目前独生子女较多,家长负担不大,容易教养。从测验时未通过的试题可以看出,其中分辨颜色、分辨完缺及耐力测验项目约占 1/2;辨别形体、说明左右及性别的约占 1/3,这几个项目的迟缓是缺乏有关教育所致。另一普遍现象是椅子、凳子不分,都叫凳子,这是保教人员教育不当所致。

通过实践我们体会到,斯—比量表在我国有一定的实用价值,可以推广应用。我们测量一个儿童需 8~30 分钟,平均 12.38 分钟,说明此量表简便易行。

(九) 测智商可能影响孩子心理健康

孩子成绩差是否需要测智商? 专家指出,测智商行为本身没有错,但是如果家长或老师的心态不正确,那么对孩子的心理影响很大。据中山大学医院儿科郝意楠副主任医师介绍,不慎重的心理测试会影响孩子的心理健康。许多家长认为自己的孩子成绩不理想与智商水平有直接关系。同样,由于教育考试的压力,老师也对这部分拖班级后腿的学生无可奈何,于是通过智商测试来为自己脱身。但是对于智力发育完全正常的孩子来讲,单纯凭借智商测试出的分值来考验其智商水平是不公平的,也是不负责任的,临床一些孩子因为测试智商水平不理想,原本成绩不好就更加自暴自弃了,甚至出现心理问题,这比不理想的分值更加可怕。

家长不应该用智商分值来评判孩子,对于智力没有问题的孩子来讲,此时的分数有局限性不代表他的最终水平,要分析孩子所处的环境、生活背景,以及个性气质,给予他们充分关注,在科学认识的良好心态支持下,给予孩子更多的鼓励和关注及正确的引导。

不过我们应该知道,智商分值是会有变化的,它会随环境、教育和个人努力有所升降,测一次智商不能定终身。更奇怪的是有位大学毕业的女士,英语已过六级,且能胜任目前的外企工作,可她测的智商居然只有45,所以过分迷信智商测验,过分在乎智商如何,是不正确的。

我国一向认为,人的智力一般与遗传因素有关。如果此说可靠,我们不仅要做好优教,更要做好优生工作。对每一个人而言,凡事应考虑国家利益,在做好优生优育之外,还应想方法多努力,争取让他们成为德、智、体、美、劳全面发展的智慧人才。

第九节　智力低下的治疗及教育

一、医学治疗

1. 病因治疗

已查明病因者,如慢些疾病、代谢病、癫痫、中毒、营养不良、听力及视力障碍等,应积极治疗,使智力得到部分或全部恢复。内分泌代谢异常,如甲状腺功能低下,应早期应用甲状腺素代替治疗;氨基酸代谢病、有机酸代谢病应早期应用特殊饮食治疗;半乳糖血症应尽早停止乳类食品,以米粉、面粉类食品代替治疗,以改善智力水平。社会原因造成的智力低下应改变环境条件,使小儿生活在和睦的家庭中,加强教育及训练,可使智力有较大提升。

2. 药物治疗

到目前为止,尚未发现能够提高智商的特效药物。近年来研究发现,脑活素、脑生素、神经生长因子、神经节苷脂、肌氨肽苷、药物穴位注射加针灸活疗能够促进脑细胞功能发育,对增强智力可能有一点疗效。

3. 对症治疗

针对智力低下伴随疾病,给予相应的对症治疗。如癫痫者,给予抗癫痫治疗;有注意缺陷多动者,应用哌甲酯(利他林)治疗;有抽动障碍者用硫必利治疗。听力障碍者佩戴助听器,视力障碍者佩戴眼镜。

4. 基因治疗

应用基因治疗单基因遗传病具有广阔的前景,随着基因工程和人类基因组计划的不断深入研究,基因治疗将成为可能。

二、教育

1. 教育低能儿的主要方法,强调早期进行,因为儿童在 5 岁前,尤其在 2 岁以前,是大脑功能发育的关键时期,有较大的可塑性与代偿性,若在这一时期积极治疗可能取得较理想的康复效果。教育应由学校教师、家长、临床心理治疗师和职业理疗师相互配合进行。依据患儿病性轻重,按照小儿正常发育进程,有目的、有计划、有步骤地教育,使其掌握与智力水平相当的文化知识,以及适应社会的技能。

2. 轻度患儿可到特殊学校接受教育,也可在普通学校学习。教师和家长在教学过程中,要用形象、直观、反复强化的方法,循序渐进地训练日常生活技能、基本劳动技能、回避危险和处理紧急事件的能力,可以通过教育和训练达到自食其力,成年后可过正常成年人的生活。中度患儿应着重训练生活自理能力和社会适应能力,比如洗漱、换衣、与人交往、正常行为举止和礼貌,比如表达自己的要求和愿望等,同时给予一定的语言训练。可通过长期训练,掌握简单的卫生习惯和基本的生活能力。

重度患儿主要训练基本生活能力,如正确用餐、定时入睡,用简单的语言表达饥饱冷暖。可以在康复机构里接受康复训练。

极重度患儿几乎无法训练。

三、疗育

低智儿病因,既有相同点,又有不同点,因此有个体差异,不能一概而论,以正确的发育评价为基础,对不同的病因提供有针对性的必要康复。以唐氏症为例,个体差异明显,既有重症者,又有到入学年龄能够认识50个字母的较轻患儿;在运动发育方面,有的不能独步,有的却在四五岁的时候能说话。因此,要注意其个体差异,康复时不能一概而论。

常有一些病因不同的重症患儿,虽改善希望不大,但仍不能放弃,确诊以后应该进行积极的康复治疗。曾有被确诊救治无望8个月重症低智儿被介绍来我处,初诊时有视力障碍,不能追视,其父母进行积极康复治疗,患儿现在3岁,虽然尚不能走,但可以表达丰富的感情,因此可以期待会有更好的效果。

有人认为在身体、精神之外,还存在自主神经系统的关联功能,副交感神经系统的关联功能具有持续性、进行性,因此可以推测,副交感神经的锻炼可提高稳定性,可用按摩背部、深呼吸运动以及利用颈部静脉及注射等方法稳定。此外,前庭功能、统合功能及稳定性能为主的运动疗法也有效。

大脑的高级功能不只限于新皮质,大腿的边缘系统和脑干对新皮质有支撑作用;脑干有感觉统合中枢,还有自主神经系统和内分泌系统中枢,这些都有利于与大脑边缘系统密切结合,即精神与身体功能结合,并且在功能上协调。所以不能忽视大脑边缘系统的作用。

第十节 智力低下的预防及预后

一、预防

预防是降低智力低下患病率的根本措施。1981 年联合国儿童基金会提出智力低下三级预防的概念。三级预防中心思想是将预防、治疗和服务紧密结合起来。

1. 初级预防

消除智力低下的病因,预防疾病的发生,提供健康脑发育的环境,保证小儿健康生长发育,这就需要做到以下几个方面。

(1)进行婚前检查,遗传咨询,避免近亲结婚等措施,预防遗传性疾病。

(2)实行围生期保健,进行高危妊娠管理,新生儿重症监护,劝阻孕妇饮酒及吸烟,避免或停用对胎儿发育有不良影响的药物。提高产科技术,以防产时脑损伤。

(3)加强卫生宣传教育,提高广大人民的防病意识,积极进行传染病预防接种,在缺碘地区普遍使用碘盐,坚持特需人群补碘,预防地方性甲状腺功能低下。预防中枢神经系统感染,正确治疗脑部疾病,防止癫痫反复发作。

（4）减少颅脑外伤、溺水、窒息等意外事故。

（5）注意环境保护,以减少理化污染、中毒、噪音等各种不良因素。

（6）加强学前教育和早期训练。

（7）提高经济文化水平,避免心理挫伤,提高心理文化素质。

（8）禁止忽视与虐待儿童。

2. 二级预防

早期发现引起智力低下的疾病,在症状尚未出现之前就做出诊断,进行早期干预和及时治疗,以预防或减少损伤。包括以下几个方面。

（1）遗传病产前诊断,出生缺陷监测（染色体病、代谢病、神经管发育畸形）。

（2）先天代谢病新生儿筛查（甲状腺功能低下、苯丙酮尿症）。

（3）高危儿随访。对高危儿进行随访,早期发现疾病,给予治疗,应注意到婴幼儿期蛋白质、维生素、微量元素的供应以及适宜的环境对智力发育有良好的作用。

（4）发育监测,学前儿健康筛查等。先天代谢病新生儿筛查工作在许多国家有 20 多年的历史,已经挽救了成千上万个儿童免遭智力损伤。目前我国许多地区已经开展了先天代谢病新生儿筛查,取得了一定的成绩,但是筛查覆盖率很低,广大城市和农村还没有开展这项工作,许多病儿得不到早期诊断和治疗,他们几乎都有不同程度的智力残疾。

3. 三级预防

三级预防是在已经发生脑损伤、缺陷以后,采取综合治疗措施,以预防损伤进一步发展为能力低下,这需要早期预防,给病儿以适当的刺激以发展认识功能。给予特殊教育、语言训练和技术训练。这需要家庭、社会、学校各方面协作进行。

二、预后

智力低下的预后与病情严重程度、诊断时间、治疗开展时间等因素密切相关。

1. 轻度智力低下

通过特殊教育课获得时间技巧和使用阅读及广告牌的能力。长大后可做一般性家务劳动和简单的具体工作。遇事缺乏主见,依赖性强,不善于应付外界的变化,易受他人的影响和支配。能在指导下适应社会。

2. 中度智力低下

经过长期教育和训练,可以学会简单的人际交往,基本卫生习惯、安全习惯和简单的手工技巧。

3. 重度智力低下

有一定的防卫能力,能躲避明显的危险,经过系统的习惯训练,可培养简单的卫生和生活习惯,但生活需要他人照顾,长大以后,可在监督下做些固定和简单的体力劳动。

4.极重度智力低下

生活不能自理,多数早年夭折,幸存者对手脚的技巧训练可以有反应。

第二章　伴有智力低下的疾病

第一节　新生儿缺氧缺血性脑病

新生儿缺氧缺血性脑病(HIE)是新生儿窒息后的严重并发症。HIE 常合并颅内出血,严重者立即死亡,存活者可遗留后遗症,如智力低下、脑瘫、癫痫、视力障碍及行为异常等。北京 24 所区域医院统计早期新生儿死亡原因中新生儿窒息占 25%。

一、病因

凡是造成母体和胎儿间血液循环和气体变换障碍引起血氧浓度降低的因素均可造成窒息。导致脑缺氧的主要原因有:①宫内窒息,出生后无呼吸或呼吸微弱;②在出生后患呼吸道窘迫综合征或肺部严重疾病伴呼吸衰竭;③先天性心脏病,右至左分流量大。从发生时间来说,围生期缺氧主要发生在宫内,80%~90% 发生在产前或产时,有 10% 在产后,宫内缺氧常不易发现,故容易产生脑缺氧。

许多医院统计分析新生儿缺氧缺血性脑病,90% 左右是由宫内窒息所致。窒息既引起脑缺氧,又引起脑缺血,缺氧缺血差不多同时发生,脑损害则是缺氧缺血共同作用的结果。

二、临床表现

症状大多出现在 3 天以内,以意识和神志改变、肌张力低下、呼吸暂停等表现为主,症状轻重不一。

1. 轻型

患儿意识无明显障碍,主要表现为兴奋性增高、躁动不安,呈现高度警觉状态。两眼圆睁、凝视、不能入睡,呈现紧张、恐惧的表情。轻微刺激可见四肢、下颌振幅较大的缓慢抖动,即所谓颤抖。腱反射稍亢进踝阵挛阳性并持续时间较大。

2. 中等型

出生后即有意识障碍,呈嗜睡状态。肌张力减低,但尚未完全消失,牵拉病儿使其成坐姿,尚可感到肘部有少许阻力,但颈肌松弛,头颈后垂。肢体自主运动减弱,检查如发现肩髋无自主运动,肩胛带与骨盆肌力明显减弱,则提示大脑矢状旁压损害。

约50%患儿有惊厥发作,开始时多为微小型,以后可发展为局灶性及多灶性阵挛性惊厥。

3. 重型

出生后即为昏迷状态,呼吸不规则,呈间歇性,颇似潮式呼吸。肌张力极度低下,不见自主运动。吸吮反射、吞咽反射、颈紧张反射均消失。

重型缺氧血性脑病,约50%患儿于生后不久发生惊厥,开始多为缩小型,发展为强直性阵挛型。多数病例于出生后 2 ~ 3 天病情进一步恶化,昏迷加重,瞳孔对光反射及前庭眼球反射相继消失,不久呼吸停止而死亡。

三、诊断

详细询问病史,包括宫内情况如妊娠记录及 B 超系列观察记录,胎动,胎儿心率及对刺激的反应,羊水体积,胎盘状况,胎儿出生后情况等;妊娠疾病,分娩中情况(包括羊水污染情况、胎儿变化、脐血 pH 值等)及出生后情况。临床上凡有宫内窘迫、出生后窒息须复苏急救的新生儿,复苏后应密切观察有无 HIE 症状与体征,并对程度分度,即可诊断并初步估计预后。

四、CT 检查

出生后三天以内脑水肿为主,可检查有无颅内出血。若检查脑实质 HIE 损害及脑室内出血,以出生后 4 ~ 10 天检查为宜,3 ~ 4 周后检查仍有病变存在,与预后关系密切。

(1)CT 扫描足月儿脑白质,CT 值在 20 Hu 以上,≤18 Hu 为低密度。

(2)要排除新生儿脑发育有关的正常低密度现象,即在早产儿的额-枕区和足月儿的额压呈现低密度为正常表现。

(3)双侧大脑半球呈弥漫性低密度影,脑室变窄,甚至消失,提示存在脑水肿。

(4)双侧基底神经节和丘脑呈对称性密度增高,提示存在基底神经节和丘脑损害,常与脑水肿并存。

(5)在脑大动脉分布区见脑组织密度降低,提示存在大脑动脉及其分支的梗死。

(6)在脑室周围,尤其是侧脑室前角上方呈对称性低密度后,提示周围自质软化,常伴有脑室内出血,早产儿多见。

(7)根据 CT 检查脑白质低密度分布范围,可分为轻、中、重三度。CT 分度并不与临床分度完全一致,2~3 周后出现的严重低密度(CT 值<8~10 Hu),则与预后有一定关系。轻度:散存局灶低密度影分布 2 个脑叶内;中度:低密度影超过两个脑叶,白质灰质对比模糊;重度:弥漫性低密度影,灰质白质界线消失,但基底节、小脑尚有正常密度,中、重度常伴有蛛网膜下腔出血,脑室内出血或脑实质出血。

五、临床分类

(1)HIE 的神经症在生后逐渐进展,有的病例可由兴奋转入抑制甚至昏迷,于 72 小时达严重程度,以后逐渐好转、恢复。应对生后 3 天内的神经症状做细致的动态观察,并给予分度。

(2)产伤性颅内出血有时可与 HIE 同时并存,使病情错综复杂,注意区别,参考产科病史外,还需熟悉不同部位颅内出血的临床表现特点,并及时做 CT 检查以助诊断。

六、预防及治疗

本病以预防为主,加强围生期保健,做好宫内窒息的预防。高危妊娠、高危分娩等要由临床经验丰富的产科医生处理,分娩时对胎儿进行严密监护,根据情况,必要时进行剖腹产。

1. 新生儿急救与复苏

新生儿出生后无呼吸或 1 分钟的 Apgar 评分<6,应立即抢救。先用橡皮导管清除呼吸道的分泌物,促使呼吸通畅,然后进行人工呼吸或给氧,待患儿呼吸正常后,停止人工呼吸,要继续给氧。窒息轻的患儿,常有心功能不全,可适当运用强心药物,维持心脏功能,保持血压稳定。

2. 水与葡萄糖的供应

严重窒息往往有抗利尿激素分泌过多,应严格限制水的摄入量,以免发生水潴留。新生儿最低需要量按 50 mL/kg·d 计算。葡萄糖供应量必须适应,在滴注过程中,应定期测量血糖浓度。

3. 控制惊厥

首选药物是苯巴比妥(鲁米那)。用法:首次 15～20 mg/kg 缓慢静脉注射,或肌肉注射。若惊厥不止,可隔 20 分钟追加 5 mg/kg 缓慢静脉注射,12 小时用维持量 3～5 mg/kg。如反复抽搐不止,可与地西泮合用。地西泮作用快,用 0.3～0.5 mg/kg 缓慢静脉注射。还可用血浆纠正血压。

低钙性惊厥:10% 葡萄糖酸钙 1～2 mL/kg 加适量葡萄糖,缓慢静脉注射。

低镁血症:20%硫酸镁 2 mL/kg 加适量葡萄糖,缓慢静脉注射。

4. 控制脑水肿

甘露醇降颅压作用快,注射后 20 分钟起作用,持续时间短(2～3 小时)。用法:20% 甘露醇每次 0.25～0.5g/kg,根据病情每 4～6 小时一次。连用 3～5 天,好转后逐渐延长时间至停用。

5. 促进脑代谢药物

(1)脑活素。此药影响神经细胞的呼吸链,具有保护脑细胞抗缺氧的作用。用法:脑活素 5 mL 加 10% 葡萄糖液 20 mL,静脉滴注。每日 1 次,10～15 d 为一疗程。

(2)胞磷胆碱是脑代谢激活剂,能改善新生儿期神经症状,减少后遗症,促进苏醒,减轻脑水肿,改善脑代谢。用法:胞磷胆碱 100～150 mg 加 10% 葡萄糖液 30 mL,静脉注射。每天 1 次,10～15 天为一个疗程。

(3)吡拉西坦 100 mg,每日 2 次,口服,用 3～6 个月。与维生素 B_1、维生素 B_6 联用效果更好。

(4)神经生长因子。每支 1000 U 加 10% 葡萄糖液 50 mL 缓慢静脉滴注,每日一次,10 天为一疗程。

(5)其他治疗。有出血者,给予维生素 K 及酚磺乙胺,严重者酌情输新鲜血。可应用自由基清除抗氧化剂,如维生素 E、维生素 C、SOD 等。

6. 高压氧治疗

可以提高血氧含量及血氧分压,增加氧在脑中的弥散距离,改善脑水肿,促进脑血管的恢复与再生,促进侧支循环的形成,可酌情应用。用法:送单人舱内,氧浓度(FiO_2)>85%,压力0.1mPa,稳压30分钟,每日1次,10日为一疗程。

七、预后

取决于窒息持续时间的长短以及脑损伤的严重程度。轻型患者,多半能自动恢复,不留后遗症;重型患者情况则极其恶劣,意识障碍及神经系统症状持续时间愈长,惊厥愈严重则愈不易控制,预后愈坏。未成熟儿常同时伴有脑室内出血,预后更差。

第二节　胆红素脑病

胆红素脑病,是中枢神经受未结合胆红素损害引起一种中毒性脑病,又称"核黄疸"。新生儿对胆红素结合、排泄功能均较差,因此容易发生此病。

胆红素是血红素分解代谢的终极产物,具有毒性。正常情况下,胆红素从网状内皮系统释放到血液后,随机紧附在血浆白蛋白上,而被带到肝脏,经酶的作用与葡萄糖醛酸结合,转变为水溶性无毒的结合胆红素,经胆汁排出体外。胆红素脑病的发生是因身体内胆红素产生过多,超出肝脏的负荷,排泄功能差,大量胆红素在身体内蓄积所致。出生后一周内新生儿肝脏葡萄糖醛酸转移酶尚不成熟,胆红素结合、排泄功能差,所以血液胆红素会比正常高,如果再加上母子血型不合等原因,而使红细胞被大量破坏,血液中的未结合胆红素可增高到危险的中毒水平。足月新生儿溶血病的观察,血清胆红素浓度 18 ~ 20 mg/dl 是"临界浓度",在此以下,一般不产生影响,超出此浓度则发病率大大增加。

血中胆红素进入中枢神经系统引起神经细胞损伤的机理目前有两种说法。

一是游离胆红素学说。脑病是由游离胆红素渗过血脑屏障,进入中枢神经系统所引起。正常情况下,胆红素与血浆白蛋白紧密结合,不能通过血脑屏障,不易引起神经细胞损伤。如果胆红素严重增高,这就有部分胆红素没有和蛋白结合,而成为游离状态。这种游离状态的胆红素,能穿过血脑屏障,沉着于细胞膜与线粒体生物膜上,导致中毒性脑病。

二是自从采用换血和光疗高胆红素血症取得成功以后,由胆红严重增高导致胆红素脑病不多见。近年来多数未成熟儿多伴有呼吸窘迫综合征、缺氧、高碳酸血症、酸中毒或伴有败血症、脑膜炎等严重感染,病情较严重;血胆红素液浓度常无严重增高,有的甚至不到 10 mg/dL。上述情况的患儿的核黄疸无法用游离胆红素学说解释,而很可能是缺氧,高碳酸血症情况下血脑屏障作用减低之故。因血脑屏障作用减低,与白蛋白结合的胆红素因而也就自由地进入中枢神经系统,引发该病。

一、临床表现

发病多在出生后 3 ~ 10 天。如系溶血病引发,足月儿发病多为生后 3 ~ 5 天,未成熟儿大都为生后 6 ~ 8 天。非溶血高胆红素血症,发病多在生后 2 ~ 5 周。

初期症状表现为精神萎靡、嗜睡、烦躁、拒食、呕吐、活动减少、肌张力低下、拥抱反射减弱或消失等。

第二期重要表现为四肢强直,两手紧握,两臂伸直外展,尖声哭叫,两眼凝视而下垂(落目症)。轻微刺激,颈背即向后弯曲。严重者角弓反张、惊厥、高热,多数迅速死亡。

少数病情较轻,幸免于死,而进入恢复期。首先是对外界反应逐渐恢复,继而痉挛症状也逐渐减轻、消失,肌张力渐趋正常。

二、治疗

要弄清病因,注意有无感染、缺氧、酸中毒、低血浆蛋白等情况。

1. 药物治疗

(1)苯巴比妥(5 mg,每日 2 次)能促进葡萄糖醛酸转移酶的活性,加速间接胆红素的转化和排除。作用慢,及早用。

(2)免疫球蛋白(IVIG)千克体重用1g 加25% 葡萄糖 10 ~ 20 mL缓慢静脉滴入,每日 1 ~ 2 次,免疫球蛋白有增加血液对"游离胆红素"结合功能,可减少核黄疸的发生。但免疫球蛋白有扩容作用,有严重贫血、水肿、心衰者禁用。

2. 光疗

波长400～500um的蓝色荧光,能促使胆红素构成发生改变,以不溶性Z型胆红素转变成为无毒的水溶性E型异构体,E型胆红素不需要肝脏的结合作用,可以直接被干细胞排除。光疗往往需12～24小时显效,因此它不能作为一项应急措施。在高胆红素血症不严重时,及时采用光疗,可减少患儿对换血的需要。

3. 换血疗法

换血疗法是治疗高胆红素血症最有效的方法。新生儿溶血病采用换血疗法,不仅可以除去身体内蓄积的胆红素,还有纠正贫血,除去血液内的抗体,终止红细胞的继续破坏等作用。换血疗法人力、物力耗费大,偶有发生血栓、空气栓塞、心搏骤停以及感染的可能,故必须有肯定指征。通常认为血清胆红素总量高到20 mg/dL,未成熟儿高到15 mg/dL,极低体重儿高到10 mg/dL,皆是换血指征。此外,患儿如出现脑病的早期症候,即便血胆红素浓度未达到上述水平,也应立即换血。

第三节　癫痫

一、定义

癫痫是大脑神经疾病之一,是由多种原因引起的一种脑部慢性疾病,其特征是脑神经元群反复发作性过度放电引起的突然性、短暂性脑功能失调。临床表现为运动、感觉、精神或自主神经功能障碍。因脑内神经元过度放电的起始部位和传递方式的不同,癫痫发作的临床形式多种多样,但其共同点是发作性、短暂性、重复性、刻板性。可分为:①大发作。俗称"羊痫风"。主要表现为突然神志丧失,并伴有跌倒和四肢抖动的全身性惊厥。②小发作。瞬间意识中断,无抽风。③局灶性发作,以躯体某部位的局限性运动和感觉性失调为主要表现。④精神运动性发作。包括短暂精神失调、动作奇形怪状的自动症、记忆障碍、错觉、幻觉和心境改变。⑤婴儿痉挛症等。常是造成婴幼儿智力残疾的原因之一。

二、发病率

癫痫发病率是5‰~11.2‰,据中国最新流行病学资料显示,国内癫痫的总体患病率为7‰。全国约有900万癫痫病人,其中活动性癫痫患者600万,每年新增患者约40万人。儿童发病率明显高于成年人,是成人的10~15倍。为什么癫痫好发于儿童期?因为儿童是一个不断生长发育的个体。其脑发育由不成熟到成熟,其生理、解剖、生化等方面处于不稳定时期,容易受到外界环境的影响。由于儿童的不成熟脑神经元数目不稳定,神经递质释放不均衡,易受损伤,对刺激易感和易惊厥。因此,癫痫容易发生于儿童。癫痫已经成为小儿神经系统常见的慢性疾病。

三、诱发因素

在两种情况下,癫痫病容易发作。一是天气突然闷热或突然变冷,二是孩子过分劳累。因此,家长要注意天气变化,及时给孩子增减衣服,以便适应天气的变化。另外,不要给孩子过重的负担,学习上要降低对他们的要求,发现孩子有了进步,就要多鼓励、表扬他。还要针对孩子的实际情况,带他参加一定的文娱体育活动,以便逐步增强孩子的体质。

四、发作如何施救

应做如下处理:①保护患儿,避免受伤。疏散旁观者,移开可能危及患儿的物体。用柔软的物体如衣物等垫在患儿头下,防止发作时磕伤头部。②如患儿已经咬紧牙关,则不要用暴力和坚硬物品强行撬开嘴,以免牙齿脱落。③患儿发作时呼吸道分泌物较多,可造成呼吸道的阻塞或误吸窒息而危及生命,应让其头歪向一侧使分泌物流出,解开衣领及腰带保持呼吸通畅。同时记录发作持续时间。④发作一旦终止,应立即检查生命体征。如患儿有自主呼吸,尽快将患儿置于稳定侧卧位;如果没有任何反应且没有呼吸,应及时给患儿做心肺复苏。⑤保持患儿安静,不要呼喊、摇晃,也不要强行按压肢体,以免骨折或脱臼。⑥癫痫发作后,应陪同患儿,直到完全恢复。如果反复发作或有继发损伤,应及时拨打急救电话"120"。

五、诊断

癫痫俗称羊角风,是由于脑神经元异常放电引起的一种慢性发作疾病,是小儿常见病。反复发作时的特征:至少发作两次以上,并排除反应性发作因素,如发热、感染、电解质紊乱等,才考虑为癫痫,如果医生观察一次发作过程,对确定是否为癫痫更有帮助。

1. 发作过程

所谓发作过程,就是病情来得突然,持续几分钟又突然消失,一个看似健康的人,突然倒地抽风,口吐白沫,令旁观者惊悚不已;发作停止后,病人好转甚至起身而去。还有一些小孩在玩耍中突然呆住不动,双眼凝视远方,而且任凭手中玩具掉在地上,几秒钟后又继续玩耍。诊断和治疗要注意以下要点。

(1)刻板形式的发作具有重复性。癫痫不会只发作一次,但不管发作多少次,每次发作的形式都完全一样。只有极少数病人,有两种发作形式,可以交替出现。

(2)眼睛情况。若是癫痫发作,双眼是睁开的,非癫痫是闭眼的;眼球的位置,癫痫发作双眼向一侧移动,非癫痫双眼游移;癫痫抽风时瞳孔是放大的,非癫痫抽风时瞳孔是缩小的。

2. 脑电图检查

脑电图检查也有局限性。常规脑电图只能反映表面的情况,深部脑电图也有局限性,仍有部分局部发作可能探测不出脑电波改变,这或许是因为病灶小或病灶包埋主脑回内。正常小儿5%~6%脑电图不正常。因此,不能单纯依据脑电图正常或异常做出诊断,必须强调癫痫是临床诊断。作者曾见过 1 岁 7 个月的男孩,脑炎发作后四肢抖动,口角抽搐,口吐白沫,口周发绿,神志不清,10 多分钟自行恢复,发作时唤之无反应,日夜咬牙,撞头,有时打人。疑为癫痫,但查脑电图三次均为阴性,后又查 24 小时脑电图描记及视频脑电图监测均为阴性,即使用抗癫痫药物停止发作。该病的诊断必须结合临床,综合分析。

3. 抗癫痫药物

抗癫痫药物疗效应是癫痫最后诊断的依据。当然,不能根据一种药物治疗效果不好就否定癫痫的诊断,因为选药不当、药物剂量不足、服药不规律、药物代谢障碍,以及患儿对药物敏感性的差异等,均影响效果。经验证明,正确的药物治疗可使 90% 以上的癫痫患者获得满意疗效。

六、预后

小儿癫痫的预后决定于病因、发作类型、发作严重程度、年龄、治疗、脑电图改变等方面。

(1)特发性癫痫一般预后良好。约 50% 可以用药完全控制发作,20%~30% 可以部分控制发作,总的有效率达 70%~80%。

(2)症状性癫痫的预后与发病有密切关系,能消除病因则预后变好。

(3)由于脑瘤、脑脓肿、血管病变而致的癫痫,在治疗原发病后,仍应进行长期药物治疗。

（4）脑炎、脑膜炎引起的癫痫，预后因感染的轻重和并发症的有无而异，已有智力、精神障碍者预后不良。

（5）由遗传引起的大小发作预后较好。精神运动型有 1/3 ~ 1/2 的病例难以控制。小运动型的发作、婴儿痉挛症的治疗困难，常有智力低下。

七、治疗现状

目前我国流行病学调查显示，癫痫的治疗现状是：农村有 30% ~ 40% 的癫痫患者从未接受过治疗；20% ~ 30% 接受治疗的患者治疗效果差；仅 20% ~ 30% 的癫痫患者接受正规治疗。癫痫作为一种反复发作的慢性神经系统疾病，其致残率较高，治愈困难，疗程长，患者多需长期甚至终身服药。但因小儿喂药困难等多方面因素的影响，导致家长擅自停药、减药、换药，其比例高达 67% ，从而使病情得不到有效控制，导致癫痫发作迁延不愈，给患儿家庭和社会带来沉重负担。

第四节　先天愚型

先天愚型即 Down 综合征，又称伸舌样痴呆，21-三体综合征（唐氏综合征），是最常见的染色体疾病。1866 年，约翰（John Langdon Down）博士首先描述了本症；1959 年，勒琼（Lejeune）首先发现其染色体数目异常，增加了一条额外的 G 组染色体。

本病的发生概率在活产新生儿中为 1‰ ~ 1.5‰,男与女之比为 3∶2。随着母亲年龄的增长,其发生率明显增高。

我国每年大约有 26 600 个先天愚型患儿出生,平均每 20 分钟生一个,约占新生儿总数的 1/2500。每出生一个先天愚型儿约造成 25 万人民币的负担,给家庭成员带来的心理阴影是不可估量的。

一、发病机制

21 号染色体是生殖细胞在减数分裂的过程中,由于某些因素的影响发生不分离所致。高龄孕妇易生痴呆儿,是由于胚胎期生成的原始卵泡发育而成的,在生育年龄每月成熟一个。随着年龄的增长,卵泡在卵巢中积存的时间越长,以促使卵泡体的染色体发生"老化",出现衰退。同时,年龄越大,人体卵巢所受的各种射线、化学污染、病毒感染等因素越多,于是遗传物质发生突变的机会也随之增加。很多因素都能导致先天愚型和各种畸形儿的产生。

二、病理变化

主要是大脑与小脑发育异常,大脑可不对称,皮质变薄,视丘下部发育不全,小脑缩小,部分脑沟发育不良。常伴有心房、心室间隔缺损或房室联合缺损、十二指肠闭锁、脐疝等。学龄儿童可见具有特殊斑点的板层性白内障。

三、临床表现

先天愚型患儿均具有特殊面容和体征,新生儿期即已呈现。

(1)面相:面形扁,两眼距离增宽,外眼角向上,塌鼻梁,耳小,耳位低,外耳道狭窄,腭弓高,颈短宽,头型短小,婴儿期常张口伸舌,流涎,长得既不像父亲,也不像母亲,所有患儿非亲非故,种族肤色不同,却长得犹如同胞兄弟姐妹,故又称"国际脸"。

(2)手相:手短宽,小指与拇指尤短,第五指末端内斜,且其中节指骨短,只有一条褶纹或两条褶纹接近。通贯手,四个手指纹均为指向小指方向箕纹。

(3)脚相:小而宽,趾短,呈"草鞋脚",脚底一、二趾间有一条褶纹。患儿还有四肢偏短,四肢关节松软,新生儿期反应迟钝的症状。40%~60%的患儿合并先天性心脏病及小头、兔唇、腭裂、无肛等畸形,易发生呼吸道感染,常呈痴呆面容,患儿通常在抬头、出牙、站立、认人、讲话、身高、体重、智力等方面均落后于同龄儿童。

随着年龄增长,面容异常有所改善,但身材矮小,5岁智商为40~50,至15岁时为38,缺乏抽象思维能力。大于5岁后,才能说话,发音不清,词汇不全,严重者不会讲话,极少数可能接受教育,能读书、写字。多数性格温顺,常显傻笑面容,动作表现笨拙、不协调,步态不稳。可有听力障碍,眼底可有视网膜增生,呈车轮样,5%的患儿发生惊厥。

四、预后

先天愚型预后较以往有很大改善。约 1/3 死于婴儿期,约半数死于 5 岁以前,轻症者可活至成年,3% 可存活 50 ~ 60 岁。死亡原因多是感染,伴有先天性心脏病和消化道畸形,白血病等,有严重呼吸道感染者时常发生心力衰竭。患者急性白血病发生率比正常人高 20 倍。在活者中,青春期的开始时间往往正常,但性欲较低,男性患者多不生育,女性患者可能生育,可遗传于后代。

五、治疗

本病尚无特殊治疗。主要是坚持对患儿进行耐心的早期干预教育与训练,可提高其生活自理能力及养成适应社会的行为。早期可以口服维生素 B_6、叶酸、谷氨酸等,似有稳定智力和促进肌力的作用。

六、预防

我国每年出生 100 万先天性缺陷新生儿,占总人数的 5%,其中先心病 20 万,神经管缺陷 10 万,21-三体综合征 3 万。

先天愚型,先天性痴呆,是常见的一种染色体病。全世界约 750 个新生儿中有一个先愚儿,中国优生科学会统计,我国平均 20 分钟就有一例,每年大约 2.66 万个"唐氏儿"出生。该病已成为我国出生发育缺陷的重要因素。

要进行"唐氏儿"筛查。每个孕妇都有生患儿的可能,本患儿有严重的智力低下,生活不能自理,并伴有复杂的心血管病,需家人长期照顾、护理,给家庭造成很大的精神负担和经济负担。

据统计,20%的"唐氏儿",是年龄小于35岁的孕妇所生,而大部分(80%)的"唐氏儿"是年龄大于35岁的孕妇所生。每个孕妇都有可能生出"唐氏儿",并且没有种族和地区差别,但是随着孕妇的年龄增加有所增加。

如何进行筛查?于妊娠第15~20周时抽孕妇血清,检查母体血清中甲型胎儿蛋白及AFP和绒毛膜促性腺激素,即HCG的浓度,结合孕妇预产期年龄、采血的孕周,计算怀"唐氏儿"的危险系数,可以查出80%的"唐氏儿"。

遗憾的是这种遗传目前还没有效可靠的治疗方法,一旦出现,唯一的办法就是终止妊娠,不让患儿出生。

对所有孕妇进行中期血清AFP和HCG的二联筛查,经过统计学分析算出该病的危险系数,对危险性大于1/500的孕妇做进一步分子学诊断。如果采用这种方法,我国每年可减少85%的唐氏儿出生,从而节省大量社会资源,减轻家庭不必要的经济负担。

第五节　头小畸形

一、定义

头小畸形是头围低于同龄正常儿2个标准差以上,常伴有智力低下。人类大脑由55%的大脑皮质构成,而头小畸形大脑皮质明显减少,大部分患儿发育迟缓,导致智力低下。我国本病发病率为0.63%,城乡差异不显著。

二、分类

原发性头小畸形是因神经元分裂时产生减少致数目减少,多发生在孕32周前;继发性头小畸形是在分化过程中其触突连接和树突数目减少所致,多发生在出生后。

最常见的综合征是微小综合征,包括小头畸形、小眼、小体格和智力发育障碍。

三、病因

原发性头小畸形的病因是非遗传因素,其中早孕感染,尤其是弓形虫感染为主要的影响因素,新生儿缺血缺氧脑病、颅内出血、早产等也为常见。

四、临床表现

头小畸形者头颅形态可正常,也可出现顶部尖、前额狭窄、颅弓隆小、枕部平坦等典型改变。头围比胸围小,头围最大不超过43厘米,最小可在25厘米以下,脑重量在900克以下。临床上常伴有身体与智力发育落后,约7.5%头围低于正常2~3个标准差的小儿智力正常。还可伴有惊厥、肌张力增高,语言及行为发育障碍。

五、辅助检查

头颅CT提示颅板增厚,脑室系统扩大,脑皮质变浅,脑白质密度减低,有相关疾病基础可表现脑实质软化灶等。MRI检查提示,脑室系统扩大,脑萎缩,脑白质发育不良。

六、康复治疗

脑活素为神经营养药,具有改善脑代谢,激活脑细胞,改善脑功能的作用,胞磷胆碱改善脑代谢,可促进大脑功能恢复;维生素B_{12}为神经营养药,能养血安神;维丁胶性钙参与钙磷代谢,调节神经肌肉的兴奋性,改善肢体功能。伴有癫痫者加用抗癫痫药物给予控制。

第六节　脆性 X 染色体综合征

脆性 X 染色体综合征,是除先天愚型以外最常见的有特定病因的家族性 X 连锁的遗传病。以男性患病居多,但女性也可能有异常表现。主要表现为智力低下、巨睾症、大耳、下颌突出及语言行为障碍。流行病学调查显示,该综合征在男性中的发生率为 0.74%,女性为 0.49%,在活产新生儿中为 0.4% ~ 0.47% 。

一、病因及发病机制

本病为 X 连锁隐性遗传病,脆性 X 的脆性位点在 Xq27.3 带上。脆性 X 显现频率与年龄、智力、男性无关,与女性则有较明显的关系,本病有遗传异质性,即在某些家族的表达频率较一些家族高。

二、临床表现

1. 智力障碍

学龄前儿童以学习困难或轻度低智力为主,成年人则似中度至重度智力低下均有。男性病例有 20% 表型正常,抽象思维和推理能力方面有明显缺陷,且概念形成和完成任务能力也明显低下。本病在青春期前一般不典型,甚至没有。故对本病应进行全面的分析。

2.语言发育障碍

多表现为语言表达能力有严重迟缓,有多种构音困难,病理性模仿和重复言语以及语法和词汇的缺乏。

3.特殊面容

表现为面部瘦长,前额突出,头围增大。眶上饱满,虹膜颜色变淡,耳大外翻,高腭弓,大嘴厚唇以及下颌大而突出。

4.巨睾症

年幼儿不多见,青春期患儿睾丸面积大于 $4~cm^2$,成年人大于 $5~cm^2$ 即为大睾丸;亦有正常成人平均睾丸体积为 $18~cm^3$,超过 $25~cm^3$ 者为睾丸增大。

5.人格和行为障碍

所有病例均有行为异常,表现为多动和孤僻,注意力不集中,焦虑,运动幅度过大和喜模仿。可有自残现象,如咬牙、搔抓,常因兴奋和挫折引起,甚至有抵触社会行为。

三、实验室检查

本病染色体只在一定比例细胞中表达,男性患者中,10%～30%的细胞表达脆性 X 染色体。在女性杂合子中,多数智力低下者表达脆性 X 染色体。目前已发现氨甲喋呤可诱发脆性位点而提高其显现率。

四、诊断

疑似病例做细胞遗传学检查,需要三种不同的组织培养和150个细胞有标志,才能得出有意义的结论。现已发现凝血因子 IX 等 DNA 探针与脆性 X 位点连锁,利用基因技术可以准确地进行诊断和产前诊断,也有助于女性杂合子携带者和正常表型男性携带者个体的确定。

五、治疗

叶酸对患者的行为和运动能力有改善作用,对智力低下无作用,一般用量为 $0.5 \sim 2$ mg/(kg·d),口服。对智力低下、语言、人格行为障碍者,应自幼进行强化教育和训练。对注意力不集中及多动症可用哌甲酯(利他林)、苯丙胺,可同时配合行为障碍治疗。可乐定对严重的多动症有效。

六、预防

本病预防同一般遗传病。检出遗传携带者,对防治本病具有重要意义。产前诊断是防止患儿出生的重要手段。可通过细胞遗传学方法和 DNA 限制性片段长度多态性连锁分析的方法,检测脆性 X 和 Xq 27.3 位点。

第七节　肝豆状核变性

肝豆状核变性又称为 Wilson 病,是一种常染色体隐性遗传性的铜代谢障碍性疾病,发病率约 1∶50 000,临床多表现为慢性进行性肝病和锥体外系症状。早期治疗可避免严重的不可逆的组织损害。

一、病因与发病机制

肝豆状核变性是因肝脏不能正常合成铜蓝蛋白和胆汁排铜减少,以致大量铜贮积于肝、脑、肾、骨骼等组织引起相应的组织器官受损。铜代谢缺陷的根本原因为基因病变,致病基因位于染色体 13q14.3,基因产物为 P 型铜转运 ATP 酶。该基因缺陷可导致铜经胆汁的排泄障碍及肝细胞内合成铜蓝蛋白释放入血障碍的铜中毒病。

二、病理改变

脑部的病理改变为脑基底节萎缩,呈棕色或有囊腔形成,以豆状旁最明显。肝脏早期呈脂肪变性,以后为结节性肝硬化。脾脏因肝硬化而增大。肝、肾、角膜、骨骼、皮肤等各种组织均有铜沉积。

发病年龄,多数为 4~20 岁。其病理改变包括以下几方面。

1. 肝病

多数伴有肝脏功能障碍,肝脾肿大,伴有黄疸,病程与急慢性肝炎相似。重症肝炎可出现肝功能衰竭,肝昏迷后,1周至数周死亡。一般呈急性或慢性肝炎的经过而逐渐加重,出现腹水、水肿,食管静脉曲张和呕吐,进而慢性肝功能衰竭陷入昏迷而死亡。

2. 神经症状

比肝功能障碍起病晚。初期症状为写字笨拙,发育障碍,动作缓慢,步态蹒跚等锥体外系症状。症状是逐渐进行的,面部呈假面容,手和肩有明显的鸡毛掸子样震颤,肌张力增高,四肢强直,姿势和脊柱变形,出现不随意的手足徐动和躯干扭转等。性格改变,表情不稳定及无表情,智力于晚期明显落后。

3. 角膜色素环

又称 Kayser-Fleiseher 环(K-F 环),为角膜边缘铜沉着形成的绿色环,宽 1~3 mm,为本病特有的特征。一般于 7 岁以后可见,用裂隙灯能见到,进行时肉眼也可见到。

4. 其他改变

少见的改变有肾功能障碍。常见有氨基酸尿、血尿和蛋白尿。X射线片见骨质疏松、佝偻病及软骨炎。皮肤常因铜沉着而变黑。易有齿龈及皮下出血。女性患者出现闭经、性早熟等内分泌障碍的症状。

脑 CT 初期可见无异常,以后可见豆状核(壳核及苍白球)及尾状核部位有低密度区。病重者可见脑室扩大或有弥漫性脑萎缩。

三、治疗

早期用青霉胺治疗可完成预防肝豆状核变性。发病时用青霉胺治疗可改善症状。

1. 促使铜的排泄

青霉胺,可螯合体内的铜,使之成为可溶性物质而由尿排出。用法:20 mg/(kg·d),分2~3次口服,每日3次。若青霉胺多反应大,可改用三乙烯四胺。

2. 减少铜的吸收

锌制剂可使胆汁排铜增加。硫酸锌,儿童每次0.1~0.2g口服,每日3次。年长儿每次可增加0.3g。

据报道,青霉胺与锌盐联合治疗可减少青霉胺用量,青霉胺每日7~10 mg/kg,4~6个月后仅用锌维持治疗。轻症者单用锌剂也可改善症状。两药合用最好间隔2~3小时,以免影响疗效。

3. 低铜饮食

避免使用高铜的食物,如动物肝、胡桃、贝壳类、蘑菇、蚕豆、豌豆、玉米、巧克力等,使铜摄入量降至每天0.6~1.5 mg,同时注意控制饮用水的铜摄入量。

早期治疗,临床表现可缓解,甚至消失,但血清铜蓝蛋白和铜氧化酶活性改善不明显,而且需终生维持治疗。

经青霉胺治疗,重症神经症状不改善时,可用左旋多巴。在重症溶血和急性肝脏功能衰竭时,可换血。

第八节 甲状腺功能减低症

甲状腺功能减低症是由于甲状腺素产生不足引起的智力与体格发育障碍。可因先天缺碘所致,称先天性甲状腺功能减低症,又称散发性克汀病或呆小症;也可因地方性缺碘引起,称地方性克汀病。

一、病因

1. 甲状腺的先天不发育、发育不全或异位

至今筛查 5000 万新生儿,发现先天甲状腺功能减低症婴儿中 90% 为甲状腺发育障碍。

2. 促甲状腺激素(TSH)不足

下丘脑或垂体缺陷均可发生 TSH 分泌不足,继发甲状腺功能减低。大多数患儿有其他垂体功能低下,如生长激素缺乏。

3. 甲状腺素合成障碍

患儿有甲状腺组织,在其合成甲状腺素过程中某个环节发生了障碍。常有家族史,大多数为常染色体隐性遗传。由于代偿性 TSH 分泌增多引起的患儿甲状腺肿大,称甲状腺肿型克汀病。

二、临床表现

甲状腺功能减低新生儿易有过期产,出生体重常大于 4 kg,新生

儿发育迟缓,后囟多大于0.5 cm。腹胀,皮肤呈花纹状,运动活性降低。约1/2的婴儿有脐疝,喂养困难、便秘、反应迟钝、声音嘶哑和呼吸困难。

生后4周至3个月,有贫血、腹胀、皮肤干燥、毛发干燥及粗硬等情况。

3个月后,除上述症状外,抬头、出牙、走路、说话、前囟闭合均延迟,肌张力低下,鞍鼻和眼距增宽,身材矮小尤其四肢短小,智力低下等。

2岁后发生甲状腺功能减低时,记忆力损害,学习成绩差,周身运动缓慢,有语言障碍。肌肉松软并呈假性肥大。肌电图检查证明肌肉收缩速度明显减慢和松弛。

地方性甲状腺性克汀病的患儿,智力落后和聋哑。一些地方性克汀病,神经性耳聋可能是唯一的神经性异常。

三、诊断

(1)对甲状腺功能减低症的小儿,医生常常依靠发育缓慢做出诊断。婴儿面容特殊,腹部胀大,皮肤干燥且粗糙,头发干且涩,应疑有甲状腺功能减低。可由骨骼发育落后、发育延迟和婴儿身体比例异常做出初步诊断。

(2)测血清 T_4、T_3。甲状腺功能减低时,T_4、T_3 低于正常。T_4 正常值为58.5~171.6 nmol/L,T_3 正常值为0.77~3.39 nmol/L。

(3)TRH 刺激试验。可区别下丘脑与垂体疾病引起的继发甲状腺功能低下。注射 TRH 后 TSH 水平上升,说明缺陷在下丘脑;若 TSH 不上升,病变在垂体。

四、治疗

甲状腺制剂治疗甲状腺功能减低症确实有效。近年来,许多国家对新生儿做甲状腺功能减低症的筛查,筛查后开始对本症者进行治疗,大部分智力尚可达到 90% 以上,少数患儿严重,智商很低。

6 个月以内开始治疗,智力多数正常,生后 3 个月开始给足量的甲状腺激素者智力非常好,即使治疗的药量不足,体格发育可以正常,但智力不好。生后 3 个月以内治疗者,智商在 90 以上者占 76%,生后 3~6 个月开始治疗者,智商在 90 以上者减少为 33%。但也有报告指出,即使 6 周以内开始治疗,智商在 90 以上者为 55%,对甲状腺低使用过多的甲状腺激素的并发症是颅骨闭合早。

第九节　苯丙酮尿症

苯丙酮尿症(PKU)是较常见的氨基酸代谢缺陷,智力低下,癫痫发作,黑色素缺乏及苯丙酸尿为主要临床表现。各国各地发病率有所不同,我国发病率为 1∶16 500。

一、病因及发病机制

本病因肝内苯丙氨酸清化酶缺乏,致使苯丙氨酸不能转化为络氨酸,导致苯丙氨酸及其代谢产物蓄积于血液和组织内,并由尿排出。患儿初生时血中苯丙氨酸仅轻度增高,哺乳后迅速出现苯丙氨酸血症。血清苯丙氨酸浓度可达 0.96～6.1 mmol/L(正常为 0.05～0.16 mmol/L)。此外,由于主要代谢途径受阻,次要途经增强,苯丙氨酸经过脱氨基作用而产生苯丙酮酸、对羟苯乙酸、苯乳酸等。这些代谢产物正常时仅有少量,发病时则异常增高,蓄积于血、脑脊液和个别组织中,并大量由尿排出。

二、病理变化

本病脑部呈进行性,非特异性变化,可有脑的成熟障碍(比如大脑皮质的分比不全),髓鞘生成缺陷和胶质细胞增生,脑实质的囊性变性以及多小脑回畸形等。

三、临床表现

一般为身材矮小,头围小,体重减低,面容正常,90% 皮肤色浅细腻呈白色,出生时毛发色泽正常,因色素形成障碍,以后逐渐转为淡黄色,干燥而脆,虹膜色素减少。因尿有苯乙酸而呈特殊霉味。多半数早期出现呕吐,易激怒,湿疹等症状。

智力低下,未经治疗的患儿生后 4 个月即可出现脑发育停滞的迹象,年龄稍大时 60% 有严重的智力低下。多数患儿智力在 50 以下,1 岁以后运动发育明显落后,但语言障碍最为突出,表现如多动,攻击性行为,情绪不稳定,大约25%的患儿有癫痫发作,常见强直一阵孪型或肌阵挛型,也可表现为婴儿痉挛症,其他神经系统症状表现为肌张力增强,步态异常,腱反射亢进及巴氏征阳性。不自主运动表现为扭转痉挛,表现为手指或躯体的重复性节律抖动等。CT或MRI检查,表现为弥漫性脑皮质萎缩等。

四、治疗及预防

1. 饮食控制

治疗的目的是预防智力低下。出生2~3个月内开始控制饮食,可使智能发育接近正常;出生6个月开始治疗者,大部分发生智力低下;4~5岁开始治疗者,已存在严重智力低下,很难好转,但可防止脑损伤的发展,并可减少癫痫发作和行为异常。

苯丙氨酸是必需氨基酸,人体不能合成。其需要量依年龄而不同。2个月内50~70 mg/(kg·d),3~6个月为40 mg/(kg·d),7~10个月为30 mg/(kg·d),2岁时为25~30 mg/(kg·d),4岁以上10~30 mg/(kg·d)。其实施要有计划,在治疗过程中必须定期检查血苯丙氨酸的浓度,注意发生发育情况,随时进行调整。

在我国已有为苯丙氨酸尿症患儿饮食疗法所用的低苯丙氨酸水解蛋白粉剂,用以代替食物中的蛋白质。根据患儿具体情况调整用量,每次10~30 g,一日3次。随时加用糖类、植物油、维生素和矿物质。此外,人乳中苯丙氨酸含量较低,每100g含41 mg,可作为低苯丙氨酸水解蛋白的辅助食品。

2.生物蝶呤

用于治疗对低苯丙氨酸饮食无反应的变异型。起初所用 BH_4，剂量为 $2.5\ mg/kg \cdot d$，由于 BH_4 透过血脑屏障甚少，故多数患儿仍不得不合并应用低苯丙氨酸饮食，并辅以左旋多巴 $10 \sim 15\ mg/kg \cdot d$，5-羟色胺 $4\ mg/kg \cdot d$ 以及卡比多巴 $1 \sim 2\ mg/kg \cdot d$。

本病尚不能进行产前诊断，可以开展新生儿普查。对家属进行咨询，做出家谱分析，检出杂合子，避免近亲结婚，进行计划生育。由于 PKU 母亲可娩出无 PKU 的智力低下儿，提示孕妇循环中过量的苯丙氨酸可经胎盘转移，导致胎儿脑损伤，故 PKU 妇女应在孕前做好计划，先降低饮食中的苯丙氨酸，以免苯丙氨酸透过胎盘危害胎儿。

第十节 胎儿酒精综合征

近年来，各种媒体宣传酒类花样之多，真有令人眼花缭乱之势。酒精的化学成分是乙醇，饮后经胃肠吸收，经肝脏代谢，若过量饮酒，可使肝脏受损。当血液中酒精浓度达到 0.1% 左右时，大脑的抑制力减弱，记忆力、辨别能力明显下降。酒精在脱氢酶的作用下氧化成乙酸，乙酸和乙醛均有毒性，可经胎盘进入胎儿血液，成为致畸因子；酗酒过量对组织细胞中的精子与卵子的活力有一定的损害，酒精能冲洗精子钙浓度，破坏精细胞环苷酸平衡，使细胞分裂停滞，并可使受精卵细胞数目发生不利变化，影响胎儿神经系统发育。

一、临床表现

医学研究认为,饮酒过量的孕妇使胎儿致畸多发生于 7～12 周,在婴儿出生后 6～12 小时,可呈现乙醇中毒的现象,表现为惊厥、肌张力高和呼吸加快。对慢性酒精中毒孕妇出生婴儿调查表明,1.7%于围生期死亡,44%智力低下;另有 32%发育迟缓,个子矮小。这些患儿有特殊的丑陋面容:眼裂短(90%),内眦赘皮(49%),斜视、眼睑下垂、耳郭异常、上口唇薄、小下颌、腭弓高,偶有唇裂、腭裂和小眼球等。临床将上述表现称为胎儿酒精综合征。

有人发现妊娠期间饮酒时间越长、量越大,胎儿酒精综合征越显著;尤其在妊娠 12 周内饮酒影响最大。西方一些国家,夫妇多在周末度假时饮酒作乐,结果生下来的孩子多为迟钝笨拙的低能儿,人们称为"星期天的婴儿"。欧洲一些国家在秋天采摘葡萄酿酒,饮酒较为普遍,此时受孕的儿童中智商普遍较低,有相当一部分儿童患有痴呆症。美国芝加哥伊利诺斯大学研究的动物实验发现经常饮酒精的小雄鼠有明显的性成熟不全现象,其生殖器比对照组明显小,畸形精子比较多,生育率较低。有资料表明:在嗜酒成癖的后代中,17%左右的婴儿身健,83%则多有心理或生理上的失常状态,其中 23%的婴儿生理心理残缺。9%出现脑水肿及痴呆,8%有癫痫和严重生理缺陷,其余也会有其他各种疾病。

近年来研究发现,如果孕妇饮酒,胎儿会出现酒精中毒综合征(FAS)。出生后表现为头部、面部、尿路和其他器官畸形,神经功能障碍和生长发育落后,而以智力低最常见且较严重。研究表明,在孕妇饮酒者中,74%生低智儿,他们易惊、吸吮力差和听觉过敏,睡眠少,睡时易惊醒,不安,有身体多动症等。

还发现 FAS 可能导致远侧肾小管功能受损,尿液缩能力缺陷,氢离子和钾离子排泄受损。故极易发生严重失水酸中毒。尿锌量增加,血锌下降,致畸形。

二、预防

在预防方面,只有在排除受损的生殖细胞后才能避免畸形胎儿的降生。精子从精原细胞到具有受精能力的精子需 80 天;卵子从初卵细胞到成熟卵子约需 14 天。根据生殖细胞成熟的时间,如果男子饮用了较多的酒,那么最好在饮酒后 80 天再同房,而女子在饮酒后 20 天再受孕。新婚夫妇在喜庆的日子里,都会比平时多饮些酒,如果想要孩子,在婚后 2~3 个月受孕为宜。

第十一节　儿童铅中毒

铅是一种重金属,在工业及日常生活中应用广泛。随着现代化和工业化的飞速发展以及都市化过程扩增失控,铅污染已成为影响儿童健康的重要因素。血铅浓度大于 1 mg/L 安全界限值的人数已超过 50%。

一、中毒原因

铅是一种有毒元素,铅及其化合物主要以铅烟雾和铅尘的形式通过呼吸道及消化侵入人体。空气中的铅污染 95% 来自汽油中的防爆剂——四乙基铅。在汽车尾气中四乙基铅伴随汽油的燃烧,使铅散布于大气中,部分铅尘污染土壤。大气中高浓度的铅多聚集离地面 0.8 ~ 1.0 m,空气带这一高度环境中悬浮的铅浓度是离地面 2m 的 8 倍,因为这个距离正好是儿童的呼吸带,因此儿童吸入铅的机会最多。儿童消化道对铅的吸收率高达 42% ~ 53%,比成人高 5 ~ 6 倍,而且儿童常吃含铅食品,如爆米花、灌装饮料等。由彩色铅墨印制的连环画、糖果纸、塑料袋、铅、文具盒、玩具等,已成为危害儿童的重要铅污染源。

铅作用于造血器官的集中酶,抑制血红素的合成,另外抑制铁的利用和红细胞内球蛋白合成,而发生贫血。铅中毒在脑发生广泛性血管炎,血管壁坏死,点状出血,可发生神经元障碍、脑水肿和脑软化。可见到急性脑病的症状,肾脏近端因肾小管障碍而引起范可尼综合征。

二、临床表现

急性铅中毒的患儿口内有金属味,流涎、恶心、呕吐、腹痛、出汗、拒食等。当发生急性铅中毒性脑病时,突然出现顽固性呕吐,伴有呼吸、脉搏增快,共济失调,斜视、惊厥等;此时可有血压增高,前囟饱满,视神经盘水肿。重症铅中毒常有阵发性腹绞痛,并发生肝火,黄疸、少尿或无尿,循环衰竭等。患儿大都不发热或仅微热,牙齿及指甲因铅质沉着而污染呈黑色,牙龈的黑色"铅线"很少见于幼儿。指、趾麻木则为较大患儿常诉的症状。慢性铅中毒多见于 2～3 岁以后的患儿,一般摄毒至出现症状为 3～6 月,主要表现为严重的中枢神经系统病变,癫痫发作,运动过度,攻击性行为,语言功能发育迟滞以致丧失等。铅中毒性脑病后遗症中癫痫样发作和行为改变到青春期逐渐减轻,但智力缺陷仍然持续存在,重症病可能导致失明和偏瘫。

三、治疗

鉴于铅危害严重且不易被发现和认识,国家卫生和计划生育委员会成立了中国儿童铅损伤防治协作组,在全国一些大的工业城市指导开设了专科门诊,对所在城市儿童开展全面的防治工作。

使用金属硫蛋白是最理想的疗法。因为人体有一种含半胱氨酸的金属结合蛋白,称为金属硫蛋白。它是肝、肾细胞的必需营养物,具有调节运输微量元素,消除体内的重金属铅镉,消除自由基的作用。但若长期吸入铅,金属硫蛋白不够用,就需要补充,以达到驱铅的目的,有颅内高压管参照颅内高压综合征防治。乙二胺四乙酸(EDTA)75 mg/kg·d,分数剂用 5～7 天为一疗程,胃肠道有铅者禁用 EDTA。可同时注射二硫基丙醇,每次 4 mg/kg,每 4 小时肌肉注射一次,连用 3～5 天。如血铅值超过 100 μg/dl,则用第二疗程,以后停 2 周,直到血铅降到 80 μg/dl 为止。亦可用青霉胺,促使排铅。

腹痛剧烈，可选阿托品、654-2 片、维生素 K 等，以解除肠道痉挛等，并可由静脉徐缓地注射葡萄糖酸钙 10 mL。

急性脑症状，一般选用安定、副醛、苯巴比妥（鲁米那）等控制惊厥。为了降低颅内压，可由静脉注射 50% 葡萄糖、20% 甘露醇以减轻脑水肿。

四、预防

要加强环境保护，综合治理污染，严格控制铅对空气、水、土壤及食物的污染，逐步禁用含铅汽油，控制汽车尾气排铅量，制定食品、器皿、书报、玩具、文具、油漆、油墨等铅含量的卫生标准。生活中应注意：①家长及老师教育儿童不去散发铅烟雾的工厂附近玩耍，不在汽车多的公路旁逗留；②不吃或少吃含铅食品，不使用含铅化妆品如脂粉、唇膏等；③不用锡壶及彩陶制品盛食物，不用含铅油漆涂料粉刷门窗、墙壁；④养成良好的卫生习惯，不用手沾口水翻书页；⑤保证儿童膳食中含有足够的锌、铁、钙，因为缺乏这三种元素，会使铅的吸收率增高。

第三章　智力低下的特殊类型

第一节　白痴学者

一、白痴学者的概述

1.定义

人的智力有高低之分,就像人的身高、体重一样,不过一般差异不大,呈橄榄分布。高的极端为天才,低的极端是白痴。凡是读过《红楼梦》的人,无不为杰出文学大师曹雪芹宏博精深的医学专长所折服,这无疑是个天才。电影《巴黎圣母院》中的钟楼怪人,形象丑陋,智力低下,是精神发育迟缓者的写照。然而有极少智力低下者却集天才和白痴于一身,堪称"奇才"。这一现象早在1887年伦敦医学会议上就被唐恩描述过。近年来在世界各地精神病院里又都发现了这样的患者。其主要临床特点是:在智力低下的普遍基础上,表现出个别突出的、远远超过一般水平的孤立才能。

白痴学者原由英文 Idiot Savant 直译而来。这里的 Savant 来源于法语的 Savoir 一词。从文字看,"白痴"是低能的代名词,"学者"指博学的智者,合起来是指具有某种特定才能的低能者。在国际上有多种称谓:单一学者、专家综合征、聪明的呆子、缺陷的天才、白痴天才、自闭症、才艺并发症的愚人等。它被划入精神医学范畴,属心理学现象。在精神医学上,俄罗斯学者将其归类于"婴儿孤独症"。我国现阶段仍将其归于精神发育迟缓。

精神医学家霍维茨(Robar Horvitz)对白痴学者下过一个定义:"智力低于正常而其他心理功能方面有高度发展者,可称为白痴学者。"由此我们认为,大多数白痴学者实际上并非真正的白痴,其智商一般在35~70岁,居轻度或中度水平。真正的白痴,则智商低于20。而大多数白痴学者又非地道的学者,因所谓突出才能只限于某一孤立的方面。但"白痴学者"这一术语使用得体,虽然只有四个字,却都很关键,把白痴学者临床典型形象描述得栩栩如生,有助于加深大家对这一罕见病症的理解。俄罗斯权威人士曾经说过,白痴学者是所有精神病教科书上用得最妙的一个病名。

白痴学者目前仍是医学界的一个谜题。因为说是天才,他们却愚鲁,智商低下;说是白痴,他们又有专长,禀赋过人。截然相悖的两极,竟奇妙地统一在同一个生命体内。目前国内外医学家正在这个充满生物之谜的科学境界中遨游、攀登。但有一点已经得到了肯定,即白痴学者是缺陷补偿与强化记忆的典型例证,并已经引起重视。

2. 患病率

美国心理学家希尔加德(Ernest R. Hilgard)对39个国家计9万例精神发育迟缓者进行调查后,提出了白痴学者占该病的0.06%,约每 1 万例精神发育迟缓患者中有 6 例白痴学者。就这个相对数来说,比例是很小的,但就绝对数来看,整个精神发育迟缓患者中的 0.06%,白痴学者的人数也就相当可观了。但是,达罗德·特伦弗特(Darold Treffert)则认为,如果限制性地使用白痴学者学名,患病率低于 0.06%。他统计了 1896—1941 年的 200 余例病人,经过严格检测后,这 200 余例中不足 100 例患者是典型的白痴学者。

我国目前尚无白痴学者流行病学调查报道。1979 年和 1981 年各发现 1 例;1987 年上海发现 2 例;1989 年以后,北京、江苏、湖北、湖南、安徽、四川及山东各发现 1 例,计 11 例。从 1949 年至 1981 年的 32 年间仅报告 2 例。而从近年却发现了 9 例的趋势来看,估计今后几年,病例报告数有可能还会上升。

3. 性别与年龄

文献报告的白痴学者几乎只见男性。目前国内报道的绝大多数为男性,国内发现 11 例,只有 1 例女性。特伦弗特对 103 例白痴学者分析,89 例是男性,14 例是女性,显示男女比为 6∶1。文献认为白痴学者年龄通常在 18～35 岁,突出表现的最佳年龄是青少年,进入成年后逐渐消失,当然这不是千篇一律的。

造成国内外报道差异的原因有三:①过去我国专业刊物上缺少介绍,未能引起临床上广泛注意,某些低能儿的专长还未被人们所认知;②白痴学者如果记忆力很好,或者有些能力,确实能胜任某些工作,如信差、门卫或普通职员等,而长期不被发现。如果患者从小在一个特殊的教养院中长大,他可以做些专门编写日历、歌曲集,或编排数目顺序等工作;③有些家属只看到患者低能的一面,由于社会心理方面的原因而讳疾忌医,不来诊治。今后在流行病学调查或临床诊断中,注意发现混杂在低能群中的白痴学者。无论是从事临床还是科研,无疑都有着重要的探讨价值。

4.诊断标准与治疗

白痴学者是智力低下的一种罕见特殊类型,因此先要确定患者有无智力低下。目前智力测验方法虽有许多,但其内容比较复杂,较为公认的方法是 WAIS 测验,并结合临床。在智力确定低于正常时,还必须抓住患者在其他心理方面有高度发展的实例,这些突出才能要经得起反复测定和比较。只有符合这两点才可归为"白痴学者"。这一诊断标准是由美国精神医学家霍维茨 1965 年提出的,至今还未被人超越。

治疗原则同智力低下,建议试用脑活素、神经生长因子、胞磷胆碱等。

目前来说,更为重要的是心理与教育治疗。根据患者突出的才能,加强职业培训,使其突出才能得到最大限度的发挥。对精神和社会工作者的要求:"对待那些'愚人',如果你在适当的时候,伸出手去拥抱他、吻他,那么,他们的恐惧心理也就会慢慢消失,会渐渐走出自我封闭的角落,为社会贡献一份特殊才能。"

5.计算和日期推算技能出现率最高

发现最多见的突出才能多偏于推算和计算数字。有些擅长音乐绘画的患者,有时伴有日期推算能力。在里姆兰得(Rimland)报告的

119 例中,日期推算技能常常普遍存在并且同时出现。有人认为,特殊的记忆力是许多白痴学者所拥有的特性,而艺术天赋、手艺天赋等均可用记忆来解释。而这种记忆的实质或许是"字句的粘连"起了作用。有人曾对一组白痴学者进行分析,结果表明,计算能力和日期推算约占该组的 70%,音乐绘画为 20%,其他 10%。有的人认为,较常出现的日期与计算能力及这两项才能所动用智力成分较为单纯有关。

6. 智力低下和传统"智商"理论面临挑战

在智能不足的基础上,为何白痴学者会异乎寻常地形成某些孤立突出才能,甚至发展到远远超过一般人的水平呢?应该说,白痴学者的存在是对记忆心理学和智能心理学的一种挑战。

传统"智商"理论也将面临挑战。如美国的施托伊特公布了一项令人吃惊的实验结果。他将相同年龄、相似经历、没有任何经商经验的大学生分为实验组与对照组。实验组学生是智商高的,对照组的学生是智商低的。而后,施托伊特发给每个学生 100 美元,让其在一个学期内任意到证券交易所从事证券交易。学期结束时,智商高的学生,几乎会赔尽输光,而智商低的学生,却不乏善于经商的人。作者认为,出现这种情况的原因之一是与人们对聪明或愚笨的认识有关。他提出一个观点,人的聪明可以分为两类:一类是可以通过书面文化表达出来的;另一类则不能通过书面文化表达。前一类聪明深受重视,其突出表现就是以为学习成绩好、分数高就是聪明;反之就判为智力低、愚笨。后一类聪明在相当大的程度上为人们所忽视。

为引起人们对后一类聪明的注意,作者将前一类聪明叫作"聪明1",后一类聪明叫作"聪明2"。随着人们对"聪明"研究日益深入,愈益发现所谓"智商"具有十分丰富的内涵。

二、白痴学者形成的若干理论

1. 缺陷补偿学说

尽管解剖学上的缺陷是不易恢复的,但生理功能上的缺陷却有补偿的可能性。有学者认为白痴学者是智能缺陷以后,在发展过程中产生功能的重新组合和大脑局部有代偿性超常发育的结果。实际上,这种缺陷给患者带来了发展其他功能的动力。例如,平时正常人无意识使用感觉,有生理缺陷的人都有意识地充分使用,盲人看不见,定向有困难,这促使他充分利用和发展听觉、嗅觉、触觉和振动觉等常人在定向中不常用的感觉以助定向。同样,智力低下患者虽然在感知事物时不易抓住特点,但经有组织的学习与训练,可突出事物的某些特点,使事物更具典型化,加之反复实践,强化记忆,有的患者把某种精神能量转向某种特殊的机械记忆或技巧上来,发展成白痴学者。《大众健康》在谈到自食其力的半脑人时说:人的左右脑半球在功能上有一定的分工,如果只有一侧脑半球,那么,另一侧脑半球功能将不存在。这是很长一段时间人们对大脑功能认识的结论。随着世界上"一脑两用"者不断出现,这个结论似乎发生了动摇。也就是说,一侧脑半球可能承担两侧半球工作。那么,这个理论实践上能否得到验证,如今答案终于产生了,上海一位自食其力的半脑姑娘出现,创造了我国医学史上一大奇迹。

这位半脑姑娘姓许,出生 7 个月时,因患上脑炎等严重疾病,她的左侧肢体瘫痪,智力水平开始严重下降。7 岁那年,华山医院发现她的右脑半球萎缩,诊断为"婴儿脑性偏瘫",为她做了右半球切除术。从此,她便成了一个半脑人。

按照常规医学理论,这位患者失去右脑具有的感知和操作功能,导致她的左侧肢体完全瘫痪,成为一个生活不能自理的残疾人。可是她不仅恢复了知觉、记忆、语言、思维情绪等各种心理过程,读完了小学和两年初中;而且,经医院认定其智力水平接近正常,她还参加了工作,在上海一家福利小厂里当了工人,并且有一定的生活能力和工作能力。在世界上半脑人存活率极低的情况下,不能否认,这是一个罕见的奇迹。她发育正常,被周围的人认为是一位"娴静、笑容可掬、谈吐得体"的好姑娘,除右侧头颅微瘪,左脚轻跛,左手略有点弯曲,活动不够灵活外,其他方面一如常人。现代仪器检查,右侧脑发育良好,体积比一般人大,超过了中线,差不多占据了颅腔的2/3。不仅几乎占据双侧半球的空间,而且功能竟在一侧脑半球上"合二为一"了,显示右脑半球切除而左侧进行了代偿,成了密不可分的一个有机整体,同时互相协作,扬长避短,证实了机体整体观念的科学性。

2. 智力构成学说

智力不是单一的心理过程,而是复杂的心理综合的结果。有人甚至认为智力是由 120 种要素构成的。倘若有少数方面高度发育,其他方面相当低下,就有可能成为白痴学者。有人认为,智力包括一般智力和个别智力。前者是指解决问题的一般能力,代表着智力的整体背景;而个别能力指的是智力的各个特殊方面,包括言语能力、数学能力、推算计数能力、音乐能力、知觉能力、记忆能力,以及视觉、空间能力等。每个人都既具有一般智力,又具有个别能力,但是在一般智力和个别能力之间,其发展程度不一定是均衡的,白痴学者是这种不均衡性的突出表现。

同样,有些正常人也存在着不均衡的现象。在这方面,有很多国外有名科学家的例子是发人深省的。达尔文是进化论的首创者,但他从小数学成绩很差,大学学医成绩也不理想,但一从事动植物学的研究,则才气焕发。爱因斯坦首次报考大学,植物学及法文不及格,因而名落孙山。但后来从事物理学,却成了继往开来的一代宗师。再如在正常人中间,有的同学对某门功课接受能力特别强,而对另一门课理解程度比较差的情况是并不少见的。近年来,我国在科学、音乐、绘画、外文等领域都发现了一批智力超常的"神童"。有人指出,这批青少年并不是万能的,他们在智力方面很平常。在生活中,也常遇到有的人可能以言语表达见长,说起话来头头是道,但写出来的文章却很一般。有的人虽然很会写,但讲起话来不一定很有条理。有的人双手特别灵巧,有的人对音乐有特别的感受等。

3. 熟悉块学说

有人提出,日期推算这种行为强烈地激发着脑内作为动机性行为的神经基础的"奖赏系统",从而出现了"自我刺激行为"。所谓"自我刺激",就是自我追述并进行某一特定刺激,并以刺激本身作为奖赏并感到满足。这种情况与有烟癖或酒癖的人追求烟酒刺激,在性质和脑机制上是相同的。由于"自我刺激"的作用,患者脑内贮存了大量数字关系,记住了大量有关日期推算的"熟悉块"。这样,患者便可方便地利用库存的各种"熟悉块",去回答种种问题。与此同时,又不断地扩大着"熟悉块"的库存量。而白痴学者令人吃惊的特殊才能,可能就是这样逐步形成的。

4. 神经生理与解剖

近代神经生理研究发现,海马在学习、记忆中有特别重要的作用,被称为"通向记忆的桥梁"。海马是位于大脑皮层颞叶内侧深部的一个古老结构,因形似海马而得名。弗维尔发现,在条件反射形成过程中,最早的活动即出现在海马的一些区域,尤其是海马的左中央区与学习有密切关系。

有人对爱因斯坦脑组织做了分析观察,发现他脑组织中的胶质细胞很多。而这种胶质细胞与神经细胞的营养、代谢和信息传递有密切关系。塞诺曾对一例白痴学者的大脑做过较为详尽的描写,他曾患动脉硬化并有脑室扩大迹象,抑制了中央区,保护了枕叶发展,并显示左枕叶局部脑回结构方面右侧较左侧复杂。塞诺认为这一发现或许能解释白痴学者不同寻常的视觉和艺术技能。斯坦科帕夫曾观察到一名有日历推算和音乐天赋的男性白痴学者,在解剖其尸体时发现大脑右侧存在问题。在显微镜下可见颞部皮层的第四、第五区域有细微改变。

5. 左右两半球

美国加州理工学院生物系的斯佩里（Sperry）从 20 世纪 50 年代起从事大脑半球的研究,证实左脑擅长抽象思维、象征性关系和细节的逻辑分析,是司管语言、分析、计算的控制中枢,它过去被称为优势半球。然而,右脑也绝不是劣势半球,它在许多方面比左脑占优势,能够鉴别音乐的、绘画的、综合的、整体性和几何空间的形象和特点,具有想象、直觉、形象思维的能力。斯佩里又证实,左右脑功能既分又合,彼此互相补充和沟通,而复杂的精神活动,通常由两侧共同完成。

布里克描述了一个 9 岁的正常男孩左半球遭受枪伤后,遗留着聋哑和右侧瘫痪的后遗症,紧接着一种不同寻常的白痴学者样的技巧性才能出现了。用未受损的大脑半球来推测,即左半球受损后导致右大脑半球占优势。并认为艺术形象的形成和整体性、空间感、节奏感等方面,主要是右脑起作用的,是右脑功能导致了艺术创造性的产生。里斯塔克则发现,训练有素的白痴学者音乐爱好者用脑的左半球听音乐,而未经训练的人则用右半球,塔格内于 1983 年在洛杉矶的大脑优势半球讨论会上指出,白痴学者的技能多数发生在孤僻儿童中,大多与右半球功能有联系。

白痴学者左半球的发育迟于右半球,容易在产前相当长一段时间内受到影响,其中常见的影响是与男性有关的一种睾丸激素。这一激素阻碍了神经的迁移,并集聚在更易受损的左半球区域,使右半球增大,从而优势偏转到右半球这一边。这种情况下产生了不规则的优势,有助于产生右半球的相关天赋,这些技能均可见于白痴学者身上。戈拉佰达认为,白痴学者诵读困难、语言迟缓、孤独、表达欠清楚和活动过度,如同男女性别比例一样悬殊,这提示了白痴学者的男性通常左撇子较多。杰斯克温得认为,激素对大脑的结构尤其是皮层的影响,为解释男性白痴学者占优势的右半球技能优势现象提供了相当依据。

三、千姿百态的白痴学者

1. 从一份罕见的病历谈起

1987 年,马闵正值 16 岁花季,这可怜的女孩从未体味过人间的芬芳。马闵的父母都是化学工程师,母亲怀孕时因长期吸入一定浓度的苯引起慢性中毒,使她的生命蒙上了阴影。3 周岁刚会走路,4 周岁才能讲话,口齿始终不清。4 岁半因高热有过几次全身抽搐,以后身体一直瘦弱,动作笨拙。6 岁时进入幼儿园,因智力低下,常受其他孩子欺侮。她看到老师就害怕,见了陌生人又会乱打招呼。马闵 8 岁上学,16 岁还在读小学三年级。马闵平时只待在家里,很少出门。12 岁时竟迷上了字典,爱不释手,整日翻看,兴致高时,一本字典会颠来倒去一直翻到深夜,后来她还对《新英汉词典》产生了兴趣。家人以为她拿字典当玩具呢!直到有一天,她的舅舅来她家做客,看见傻乎乎的马闵正坐在小凳子上神情专注地翻阅字典,颇觉好笑,便逗趣地说:"马闵,我姓郝,你会查吗?"谁知话音未落,马闵已把此字查到了。舅舅大为惊奇,又写了自己的名字,马闵又只一翻,就把字翻了出来。舅舅简直不相信自己的眼睛了。

消息传开,亲戚邻里一时议论纷纷,有人说她"中了邪了",有人断定她有特异功能。最后还是马闵的妈妈把女儿送到了上海市精神卫生研究所。经躯体及精神检查,头颅如常,发育中等,神经系统检查未见明显异常。意识清楚,但两眼发愣,口齿不清,抽象思维能力低下,表达有困难。未发现破裂性思维、幻觉与妄想。医生带她到实验室做了脑诱发电位系列检查和智力测验。韦氏智力测定:智商64,表明患者系精神发育迟缓。

"特殊才能"测定:第一次,从实验登记名单中随意挑选56个常用字,患者不翻字典,2分58秒就一一注出了字典上的页码,准确率达93%。第二次难度增加,从精神病学专业书中选择一段文字,共68字,其中好多字患者并不认识,她借一本随身携带的《学生字典》,6分钟查完,正确率为75%。第三次要求患者用指定的《新华字典》查阅,正确率亦为75%,查每字的平均时间只有3秒。以后又进行多年随访,屡试不误。这一才能显然是好多正常人都望尘莫及的。最后,医院郑重地对家属说:"马闵没有'中邪',也没有什么特异功能,而是患了一种罕见的精神发育迟缓症,她是中国首次发现的一例女性白痴学者。"

2. 推算星期几

男性,6岁,在上海杨浦区发现。患者出生数日,即全身抽搐,其后半年,又两次入院,病愈后反应迟钝。这一切,使他4岁尚在咿呀学语,医生诊断为低能。5岁时患儿闭门不出,对数字产生了兴趣。

尽管他智力低,智商只有47,但是能敏捷地回答5~6年内某月某日是星期几之类的问题,令老师、家长大为诧异。笔者曾饶有兴趣地参加了一场对他的测试:"1987年9月15日星期几?""星期二!""1985年3月8日星期几?""星期五!"对于这类问题,患者做来不费吹灰之力。在测试过程中发现,患儿对月初、月末的日期反应极快,答案往往脱口而出,很少思索,但回答每月中旬的日期,则略为迟疑一些。

这一智力异常的发现说来也有趣。1987年4月初的一个晚上,患儿的父亲见儿子连"7减2"这样简单的题目都支支吾吾回答不出,恼火地打了他一个巴掌。儿子捂着脸呜呜咽咽道:"你不要打了,我给你出道题目你也不会做。"于是他要父亲算出1987年5月1日是星期几,其父无法回答,他却能即刻回答。其父十分惊奇,叫来全家人对照万年历逐一"考试"。于是,全家人都在儿子面前,对照着万年历"轮番轰炸"。"1987年9月15日星期几?""星期四"……面对这类题目,儿子毫不慌张,不假思索,对答如流,大有知过去而晓未来的气魄。据这位在一家仪表厂做工人的家长反映,其儿并不知道"巧算星期几"公式。按其年龄判断,6岁幼儿也不大可能掌握如此繁复的计算方法,他究竟是怎么巧算星期几的呢?父亲困惑不已,莫非儿子有"特异功能"?于是家人便带孩子去医院检查,这才发现孩子智力异常。

3. 推算属相

男性,14岁,山东人,智商58,诊断为精神发育迟缓。突出才能是推算属相。告诉其任何年龄,均能立即准确答出属相。如8岁属马,16 岁属狗,21 岁属蛇,34 岁属龙,48 岁属虎,56 岁属马,65 岁属鸡,73 岁属牛,83 岁属兔。心算数字:对 1~5 位数的加、减法及 3 位数内乘法、除法均能迅速正确心算。如 100−7 连续减至余 2 为止,只用了 35 秒。312−126 = 186(即刻答出),3760−555 = 3205(3 秒钟),327+985 = 1312(2 秒),1112+815 = 1927(3 秒),1126+23 000 = 24 126(3 秒),11 872+23 229 = 35 101(4 秒),37×48 = 1776(5 秒),25×25 = 625(2 秒),1185×24 = 28 440(26 秒),77×77 = 5929(6 秒),112×112 = 12 544(9 秒),95×95 = 9025(8 秒),325×26 = 8450(9 秒),98÷24 ≈ 4.08(5 秒),115÷31 ≈ 3.71(6 秒),30 000÷25 = 1200(4 秒),20 000÷25 = 800(8 秒),2591÷49 ≈ 52.88(6 秒)。

4. 中年患者与 4 种超常才能

田亮,男,39 岁,在某福利厂从事一些简单劳动。家里兄妹三个,老二、老三都聪明伶俐,只有他,至今连最简单的加减乘除都不会。患者 7 个月时,因高热抽搐住过 3 个月医院,诊断为脑膜炎,病愈后便精神发育迟缓,5 岁刚会讲话,6 岁方能走路。因智力低下,被幼儿园、小学拒之门外,在家教育训练,19 岁逐渐学会自理生活,不外出惹祸,静守在家中。

田亮 24 岁时,那还是"革命样板戏"流行年代,一个炎热的夏天,街道里正在举行纳凉晚会。谁料,田亮自个儿走出人群,居然像模像样地哼唱起京剧《智取威虎山》来了。邻居们先是一愣,继而哄笑起来,好奇地议论着。

以后,田亮越来越神了。问他某年某月某一天是星期几,张口就答;问他每年农历二十四节气的公历日期,亦脱口而出;更奇怪的是,根本不用看表,就能基本上正确地报出时刻,误差最多不超过5分钟!

上海市精神卫生研究所对田亮进行了长期追踪观察研究。

患者的智力明显缺陷,常识判断极差;对指导语不能理解,答非所问。总智商小于33。对患者四种才能多次考核,均得到验证。

(1)日期推算考核。1975年和1985年两年内的日期不假思索地随口说出。例如,问:"1975年2月11日是星期几?"答"二"(星期二)。患者又补充了一句"大概是年初一",回答正确。又随机问:"1988年3月8日是星期几?"略为迟疑一下答"二",回答正确。

(2)时间报到考核。问:"现在几点钟了?"他立即作答:"晚上7点55分。"(标准时间7点53分),基本正确。1987年元月21日上午7时45分到13时30分,正确率为93.3%。1987年4月29日16时30分到18时,地点家中,正确率为87.5%。

(3)农历节气考核。农历一年中有24个节气,每年每个节气出现的月份通常是相同的,但具体日期不相同。检查结果:1983年正确率为70.8%;1985年正确率为91.7%,1987年正确率为100%。例如,问:"甲子年立春是几月几日?"答:"农历十二月十五,公历1985年2月4日,星期一。"回答正确。

(4)京剧、歌曲考核。患者能用哼调形式演唱"文革"期间6首"京剧样板戏",5首现代流行歌曲"济公"和"万水千山总是情"各一首。印象:曲子基本正确,但咬字不清楚。

田亮与国内外同类型病例相比,具有显著特点:总智商小于33,是真正的白痴;国际上所见超常才能只有一种或两种,而他却是四种并存。从这两方面看来,基本对立的两面却在同一个个体中畸形地结合在一起,可谓罕见又十分奇妙的典型病例。

5. 低智儿的音乐神话

舟舟,男,26岁,先天愚型患者,智商30,因为语言障碍,没有逻辑思维能力,无法上学,几乎不识字。他的父亲胡厚培在乐团工作,经常把他带在身边,参加乐队的排练,长期耳濡目染,使舟舟爱上了音乐,当乐队演奏的时候,他经常不由自主地舞动双臂,好像他在指挥着乐队演奏。后来,他也真的多次登台指挥乐队演出,逐渐有了进步,音乐对于他已经不再是一种简单的刺激,在对优美旋律记忆的同时,他对音乐有了一些理解。当指挥乐队排练的时候,他能够指出演奏出现了问题,并说出缺点在哪里。不要小看这一点,对于舟舟,这非同平常,因为他是一个低智儿。

舟舟参加中国残疾人艺术团赴美国演出。在那些华贵典雅的大剧院里,当全场逐渐暗下来之后,只有一束强光打在身穿燕尾服的舟舟身上,他向台下的美国观众优雅地一鞠躬,然后转过身来,扫视了一眼面前的美国国家交响乐团。乐队是一群金发碧眼的美国人,他们像尊敬大师一样看着站在指挥台上的这位来自遥远中国的低智人,等待着他发出演奏的信号。舟舟自信地看着他的乐队,眼神中透着一股特殊的幽默,从现在开始,这个世界就是我的了!他缓缓地抬起双臂,乐队成员拿起了自己的乐器。舟舟手中的指挥棒轻轻一动,演奏开始了——《德沃夏克第九交响曲——自新大陆》回响在剧场。观众沉浸在动人的音乐旋律中,忘记了眼前的一切。当乐曲结束,舟舟转过身来,他们才意识到指挥台上的这位中国的低智人,刚才创造了一个音乐神话!掌声突然爆发,铺天盖地而来。舟舟天真地笑着,一脸灿烂,频频地向台下的美国观众鞠躬。

他刚才征服了世界。

6. 音乐才能

米勒报告1例7岁的男性白痴学者,他的社交能力为1岁半,日常生活能力是3岁半,言语表达只有2.5岁水平,并有严重视觉疾患。3岁时患儿突然表现出惊人的音乐天才,尽管没有受过正规训练,但擅长演奏小提琴,即兴表演时才能更突出。

查理斯报告了1例36岁的白痴学者,他在演奏方面有很好的天赋,对音乐的记忆不是逐字逐句地一点不漏,而是表现出音乐结构知识方面的才能,同时还善于即席演奏和模仿。

斯洛鲍茨报道1例智商61的男性,言语表达力仅限于简单词组和模仿性言语,但擅长演奏大提琴,演奏水平已达到了音乐学院大学生的水平。

1975年,路易斯发现了1例白痴学者,患者7岁与28岁时,在精神发育迟缓的基础上发过两次其他精神疾病。自小愚笨,智商仅54,53岁尚未学会自理生活。他的拿手好戏是,凭耳朵欣赏11种乐器,能画一种相当复杂精细的房屋结构图。此外,还能记住一些重要日期,包括自己的生日。

美国科罗拉多州有位叫沃克的患者,智商68,语言笨拙,但在弹钢琴方面却有独到的才能。他能凭自己的记忆把莫扎特、贝多芬的作品成功地弹奏出来。为了弹好《月光奏鸣曲》,1978 年 48 岁的沃克,在 71 岁父亲的陪伴下,乘飞机抵达德国波恩,漫步于莱茵河畔。他之所以这样迷恋莱茵河,是因为贝多芬生前常在此散步。他还瞻仰了贝多芬的故居,在贝多芬广场上流连忘返。1985 年因意外事故,贝多芬故居被烧毁,这位贝多芬的崇拜者比谁都感到难过。

1986 年圣诞节之夜,在英国伦敦街头,人们正在狂欢。突然一位名叫金永南的韩国人冲上彩台,即兴弹起一曲苏格兰民歌《友谊地久天长》。他边弹边唱,在场的苏格兰人顿时安静下来。一曲终了,全场爆发了一阵掌声和喝彩声,一位金发女郎热泪盈眶,扑上台去亲吻了他,连声称赞:"异国他乡的人居然能唱出如此动人的苏格兰民歌,真了不起,请再来一个。"然而金永南的反应却令人费解。他木然地毫无反应,突然拼命鼓掌,跟着姑娘在喊:"再来一个。"事后了解,金永南就是一个白痴学者,他的智商只有 60。其实他并不知道自己当众做了些什么,丝毫体会不到演出的乐趣和得到的评价。

7. 绘画才能

苏格兰爱丁堡的瓦诺,智商只有 30。自小离群索居,11 岁尚在牙牙学语。3 岁时,医生诊断为先天性精神发育迟缓。但随着年龄的增大,学校老师发现他对蜡笔画感兴趣,便循循善诱教他画蜡笔画。32 岁的瓦诺已是举世闻名的蜡笔画家。17 岁时他的作品首展,至今在欧美参加画展百余次,售出千余幅。

人们称赞他的画有"工匠之精巧,诗人之想象"。可是,很多赏画的与买画的人却不知道,这位画家是一位低能患者。

山下是一个日本白痴学者,他的智商是68,但他的画在国际画坛上有"日本梵·高"之称。类似山下的绘画学者还有很多,如戈尔特费里德、理查德等人。有趣的是,这些具有相同优势的学者在婴儿期就被发现有孤僻现象。特伦格特报告过一例男性白痴学者能惟妙惟肖、技艺精湛地画出波斯猫,在欧洲有"猫王"之称。他的画曾被比利时王室人员所购置。特伦格特报告过1例能画当今国际上流行的抽象派画像的白痴学者。

美国亚利桑那州的哈丁天生低智,12岁还不会说话,23岁仍然不会自己系鞋带,可是他却是个天才艺术家。哈丁自创的手绘画,如鸟、蜥蜴、龟,一些昆虫及其他动物,何止栩栩如生,简直可以以假乱真。"听来真不可思议,但事实如此,哈丁是个艺术天才",艺术书廊的主人杰姆这样表示。他把哈丁的艺术品放在自己的书廊里卖,卖价竟然是30至300美元不等。哈丁第一次表现他的天赋才能是在7岁时,那时他还在一个特殊教育学校就读。他用一支绿色蜡笔画了只青蛙,连老师也为之震惊。

8. 专业知识

赫墨林在一篇题为"白痴学者是缺陷的天才还是聪明的呆子"的文章中写道:有位智力偏低的患者,智商只有45,什么都学不会。世界之大,生活之美,他一无所知。但经人点拨后,他不仅能滔滔不绝地谈论核武器方面的丰富知识,还能阐明自己的核武器观点,介绍双边裁军以及谈论核发电厂经营与管理上的经验。这些患者虽对自己欢喜的问题谈起来滔滔不绝,但对其他话题,呆若木鸡,一无所知。

美国得州11岁的索夫,其洗车的技术在行业中是数一数二的,然而令人惊异的是,他的智商只有41,连2乘2这种简单的算术也不懂。由于索夫对每一种洗车技术都非常熟练,有一年在洗车协会举办的全国会议中被邀任主讲嘉宾。

9.经商能力

布朗克发现1例墨西哥白痴学者,幼年家中遭强盗抢劫,父中弹身亡,患者被子弹伤及左颞,穿透大脑后部,腿部也多处受伤,之后患者两年内一言不发,右侧偏瘫,听觉下降。经治疗后,手脚活动逐渐恢复,但语言能力恢复不全,智力低下,并遗留瘸腿的后遗症。移居美国达拉斯后,病情就戏剧性地好转,语言能力恢复后,摆脱了地方口语,能逐步用左手书写,但不能书写完整句子,先后在农场做花匠和木工。骑自行车外出从不迷路。几年后从商,而且经商能力相当突出,在当地颇有影响。最使人惊讶的是,还出现视觉想象力,把图案进行手工编织,旁人无法仿制,作者观察到,患者做任何事情均专心致志,强化练习,并从朋友和老师处不断得到帮助,每日坚持学习达数小时以上。

10.背诵才能

美国伊利诺伊州一家医院里,有3个低智患者。一个是8岁的儿童,智商偏低,既不会写字又不会做事,但他却能准确无误地背诵杂志上如经文那样的文章。第二个孩子并没有专门学过拉丁语,可他却能大声流畅地用古拉丁语唱歌,给他播放几段歌剧后,他可以伴随着用意大利语歌唱。第三个孩子 6 岁,他的特殊才能是通过机械记忆背出总统国情咨文演讲词,并有获得权势的念头。他还能顺序或倒序地拼出任何念给他听的词,尽管不明白词义。

1945 年生于英国伊尔福特尔布的乔尔被誉为"神人"。乔尔一降生就是残疾人,除眼睛外,具有白痴的所有特征。医生在检查其缩成一团的婴儿身体后,对他的父母说:"他是个低智儿,充其量只能活2 年。"可是乔尔不仅活了下来,还成了挺有才华的小伙子。医生与记者发现 16 岁的乔尔能背诵仅仅接触一遍的整整一周的英国广播和电视节目。除背诵才能外,乔尔遇到复杂的数学题,一秒之内就能说出答案。使用某种只有他自己才懂的方法,几秒之内就能正确说出无论是过去还是将来的任何一天的某项广播是几月几日。

当然,全世界白痴学者不止这几种。据文献报道,约有 300 种之多。如赌博学者,南非开普敦有个白痴学者,智商 39,但他有相当惊人的赌博能力。

第二节　兽孩

一、猪孩与狗孩的故事

1987 年,辽宁省鞍山市科委主持召开"心理畸形儿童教育实验研究鉴定会",公布了一个过着半人半猪的儿童及其被改变教育过程的事例。这一被称为猪孩的女童,从出生后就经常与猪为伍,一直持续9年多。她吃猪奶,学猪爬,模仿猪的行为,形成了许多猪的习性,如吃饭、喝水和拿东西不用手,而是用嘴去叼、去撕;性别不分,颜色不分,不识字,没有数的概念,情绪不稳,孤独冷漠。1983年被有关部门发现时,虽然她已9岁多,但经智力测定和综合评价,其智力水平仅相当于3岁半的儿童。后来,在儿科医生及心理医生共同矫治下,到13岁时恢复到正常人的生活状态,能数出100个数字,认识600多个汉字,能背儿歌和演唱歌曲。此女孩出生后9年中并未完全脱离人类社会,而是过着半人半猪的生活,但是,经过4年的矫治却只能使她从重度智力迟滞提高到轻度智力迟滞,并未使她的智力完全赶上正常儿童的水平。

无独有偶,1988年初,联邦德国杜塞尔多市海特曼镇发现了一名在现代社会条件下出现的"狗孩"。"狗孩"霍斯特家境贫寒,其父失业,其母亲靠打零工糊口。父母出门后完全不管孩子死活,最终落得小霍斯特终日与狗为伴,后经其祖父报案,才被警察解救。当时,霍斯特已经4岁多,但全身赤裸,仅盖一条破被,紧紧地与母狗依偎在一起,嘴里啃着一根鸡骨头。屋内地上和墙上到处是粪便,室内只有一条沾满屎尿的破被子和满地的食物残渣,别无其他。小霍斯特全身泥污,唯有手和小脸十分"洁净",原来狗妈妈经常用舌头舔其双手和脸,以此来为他"洗手、洗脸"。当时,他像只小狗一样趴在那里睡觉,双手前伸,脑袋搭在两手中间。除嗥叫外,他完全不会说话,当警察要抱走他时,他嗥叫、撕咬,不肯离开狗妈妈;母狗也大声嗥叫,并拼力保护着"狗孩"霍斯特。"狗孩"霍斯特被送进了市立儿童医院。心理学家认为,可能需要几年的时间,才能使他从"狗孩"转变为正常儿童。以上两例是在人类社会条件下,由于特殊的原因使儿童过着半人半动物生活。其实,世界上脱离人类社会,完全生活在动物中间,过着纯粹动物生活的这类例子也有很多。

二、狼群中的儿童

兽孩的发现,有文字记载的就有 600 余年的历史。自然科学家卡尔·林纳在他的巨著《博物纲目》中记载着:"1344 年在德国黑森林的狼群中捕获一幼婴。1661 年在立陶宛熊窝里发现了一个孩子。1672 年在爱尔兰的山羊群中也发现了一个孩子,母山羊轮流充当孩子的母亲。"1940 年,美国耶鲁大学阿·杰泽尔教授发表了一篇文章,他提到有科学记载的数名兽孩。其中由狼抚养的 14 名(印度 12 名,欧洲 2 名),由熊抚养的 4 名(立陶宛 3 名,印度 1 名)和由豹子抚养的 1 名。

最著名的要数 1980 年以前的印度狼孩。1920 年 10 月,印度戈达穆里山林的几个山民和米拉普孤儿院的院长列维连特·辛格,在一个狼窝里发现两只小狼和两个小女孩。当时他们完全挤在一起,并在黑暗的角落里惊恐、仇视地注视着这群不速之客。一个女孩约 2 岁,另一个约 7 岁。她们来自何处不得而知。人们把他们送到辛格所领导的孤儿院去教养。在那里,她们受了洗礼,并且都起了名字。小的叫阿玛拉,大的叫卡玛拉。一年以后,阿玛拉死了,7 岁左右的卡玛拉一直在孤儿院中活至1929年11月,即在人类社会又生活了9年。1972年5月,印度那拉雅普卢尔村居民在穆萨费克哈那森林中又发现一狼孩。当时他正在与4只小狼一起玩耍。他3~4岁,喜欢用四肢爬行,常用手抓蚂蚁吃,不会说话,只会嚎叫。全身汗毛又长又粗,皮肤粗糙,由于他长时间受母狼哺育,并生活在狼的社会之中,养成了狼的习性,完全失去了人的特征。

其实,恢复人性训练比较成功的狼孩要属美国狼孩莫莉·皮梅。莫莉1966年诞生在美国阿拉斯加州,她的母亲患有精神病,在她2岁时将她丢弃在荒野上。小莫莉落入狼群之中。但她并没有被吃掉,而是被母狼收养,就像幼狼一样被喂起来,她也跟小狼一样到处奔跑、觅食,成了狼群中的一员。8年之后的一天,她被猎人生擒,并被送到心理治疗中心。经过几年的训教,莫莉完全戒掉了野兽习性,学会了像正常人一样生活。19岁那年,她与英国野生动物考察队员哈彼结婚,并迁居英国莱姆斯坎。可是,莫莉虽然回到人类社会,恢复了人类生活,但始终不忘养育过她8年的狼群。每年她都与丈夫哈彼回一次"娘家"。每当莫莉一走进她生活的那片森林,狼群就立刻出现,在这位"狼王"身边围成一个圆圈。莫莉走到哪里,它们就低头紧随到哪里,直到"女王"友好地抚摸或拍打它们一下,它们才肯让位给同伴。"女狼王"的故事传遍了全世界。

三、猿孩回到人间

1977年2月11日,当印度尼西亚苏门答腊的古努拉加村的3个男孩和2个女孩驾着竹筏冒险去河中捕鱼时,竹筏被激浪掀翻,2名男孩获救,另一名男孩和一名女孩的尸体几天后被人们发现,还有一名叫埃米亚蒂·菲尔达乌斯的女孩失踪,人们认为她必死无疑。6年后,即1983年夏日的一天,从南部岛上来的一位猎人讲了一个离奇的故事:有一次他们在森林中打猎,遇到一群猩猩,并发现其中一个怪物,她短短的身躯,完全是年轻女人的模样,长长的头发一直拖到脚跟,指甲长如利爪。她慢慢移动着身体,并用惊恐的目光死盯着猎人们。猎人们惊呆了,以为遇到了妖怪。人们在慌乱之中,那群猩猩同怪物一起消失了。听后,人们一致认为那一定是菲尔达乌斯。第二天女孩的父亲与村民一起进入那片森林,寻找那个女孩。一个星期后,终于找到了那群猩猩,果然在其中发现了菲尔达乌斯。当时她浑身泥土,混迹于猿群之中,神态、动作与猿猴无异,胳膊和双手弯曲着,用两只手支撑着地面。人们将她带回村庄,从此她重新过上人类生活。起初她完全不会说话,以后经过慢慢地调教、回忆,终于又能说出话来。她叙述了6年前翻船后,随激流漂泊,最后被冲到几百里外的荒野。她走进森林,由于疲累,她睡着了,醒来时,她发现被猿猴围在中间。从此她与猿猴为伍,同它们一起采野果,吃草茎。渐渐地,她完全忘记了语言,只会像猿一样吼叫。

1986年夏天,瑞士动物学家克姆在印度北部草原地带发现一群猿猴,并在其中发现了约12岁的克莉斯汀,2个月后,克莉斯汀被送入附近一座修道院,原来修道院中已经收养了一名约15岁的狼少年亚南特。猿少女与狼少年乱吼叫,不肯进食人类食物。后来,将他们关入同一房间,他们则互相闻一闻,并挤眉弄眼,十分亲密。但按修道院的规矩,夜晚他们分室而眠。他们始终不会说话,只能相互发出只有他们自己才能听得懂的语言,并始终不肯进食人类食物,只能继续茹毛饮血,进食生冷食物。为了更好地训练他们,1993 年 8 月在瑞士苏黎世湖畔为他们举行了婚礼。当时新郎约 22 岁,新娘约 19 岁。令人惊奇的是,新郎不喜欢站立,却喜欢伏在地上,并不时嗥叫,新娘虽然立着,但不停地抓耳挠腮。

以上举出的几个兽孩的实例,并非为了猎奇,目的是希望以此引起家长、教育工作者及全社会深思,重视环境对儿童成长的影响。以上实例中,儿童脱离人类社会,进入兽类环境生活,接触是兽类情绪,几年以后他们丧失语言功能,并完全染上兽类习性。结果智力停止发育而失去人类特性。重新回到人类社会,虽经科学训练,但要想恢复智力和人的习性却十分困难。由此我们不难理解,"近朱者赤,近墨者黑",生活环境对儿童教育至关重要。家庭、学校和全社会应当共同努力,为儿童和少年营造良好的家庭和社会环境,以利于他们健康成长。

第三节　与世隔绝的人

一、与世隔绝的小儿

皇子变痴与感觉剥夺:明代建文帝在一次宫廷政变中焚宫自尽,

遗留下刚满周岁的幼子,政变胜利者朱棣夺取皇位,令人将这位皇子送到后宫一间僻静的小院居住,专门派一位老太监抚养。不让饿着、凉着;生活用品必须充分供应,但他人不准进入。老太监死后,换了三次抚养人,时光过去 55 个年头,直到朱棣曾孙——明英宗继位,偶然发现了这个当年的遗皇子。不过让英宗意想不到的是,这位从未谋面的皇叔竟成了白痴。

明英宗有一天闲步来到僻静小院里,只见院门半掩,屋内的台阶上坐着一位头发花白、衣服褴褛的小老头。英宗问随行太监:"这是什么人?"太监说他就是当年自尽的建文帝的遗皇子。英宗听了为之一震,走上去,太监急忙让小老头儿跪拜接驾,并说这是当今皇上。小老头儿呆呆地望着英宗,一动也不动,喃喃自语:"皇上? 什么是皇上?"英宗见状甚为痛心。论辈,他还是英宗的皇叔呢。万万想不到这个没见过面的皇叔,变成了一个白痴! 他动了恻隐之心,于是为皇叔在皇陵附近找一个住处,并选了一名年轻漂亮的宫女,与他完婚。可惜这位皇叔连生活都不能自理,根本不懂得男女之情,当上新郎不久,便离开了人世……

这个沉痛的历史故事,虽然过去数百年,但它也给了我们现代人很大的启迪,尤其是对那些望子成龙的年轻父母们。

正处于身心迅速发育阶段的婴幼儿,能否顺利地健康成长,主要依赖于其生存的客观环境。建文帝的遗子之所以变痴,其根源就是生在一个极端恶劣的环境里。在没有母爱、父爱和其他亲情之爱,几乎与世隔绝的孤零零的院庭里长大成人。陪伴他的是几位老太监。

在55年漫长岁月中,他的视野只限在那个荒凉的小院。外面那五彩缤纷的世界,他从来没见过、没听过、没触摸过,即他的感觉被剥夺了。环境剥夺是高等动物和儿童在发育时期特别缺乏某些刺激的一种状况,如食物、感觉和母爱剥夺等。病理学的观点认为,正常行为的发展是通过遗传和相应的环境刺激作用而实现的,若在发育的关键期缺乏必要的刺激,将扰乱个体正常的发展。极端的例子是出生后由于某种原因而与人类社会隔离的野兽孩,其心理发展严重异常,表现出智力低下,感觉障碍,缺乏语言和性欲等。

据记载,古代埃及有一位皇帝,他为了想知道人类运用语言的能力是先天就有的,还是后天形成的,就利用皇帝至高无上的权力,野蛮地将两个刚出生的婴儿,藏于地下室内,指令一个哑巴天天为他们送食物吃,禁止任何人与他们接触,两个孩子就在这样的环境中生活,长到了12岁。一天,皇帝邀请五位语言专家去测验,这两个可怜的孩子,除能发出单调的轻叫外,什么话也不会说。皇帝的答案找到了,却残害了两个无辜的小生命。

还有一个例子,19世纪外国有个王子,幼年时被人绑架,囚禁于一间直不起腰的屋子里,每天只给他送面包与水。17岁才被释放,这时的王子,既不会走路,也不会说话。后来虽然得到很好的教育条件,但智力发展远远落后于普通人。死后解剖发现,他的大脑由于长期不用,发育受到影响,结构已经变得很简单了。

二、与世隔绝的成人

是否任何年龄阶段的人长期脱离社会,都会造成智力上无法挽回的损失呢? 第二次世界大战期间,一位名叫横井庄一的日本士兵不想去打仗,逃进深山,野居28年,于1972年被人发现,送回日本社会。这28年横井与动物一样,远离人类社会,一天一天熬过来,他回国时,不少人曾断言,横井过早地接触社会,一定会发狂。但事实是,只经过短短的81天,横井就完全恢复,适应了人类生活,并在当年结了婚。可见,只要在幼年时获得了正常心理发展,那么,他的智力就不会受到太大的影响。

第四章　早期干预

第一节　早期干预概述

一、早期干预的历史

智力低下者是一种特殊的人群,对他们的认识、理解,直至教育、服务经过了漫长的岁月。古代社会,由于生产力发展缓慢,科学知识的狭窄,对人类发展过程中出现的异常现象,如盲、聋、痴呆等生理、心理缺陷,人们不能正确解释,认为是神的惩罚,是有罪的,所以不允许在社会上生存。有生理缺陷的婴儿一出世,往往受到遗弃或残害。他们认为这样做,可以保护正常人不受其害。

以后到了中世纪,由于宗教势力逐渐兴起,人们的观念有了些改变,允许身体有残疾的人生存,但不承认他们与正常人是平等的。这些人的处境仍然很艰难,只能生活在社会的最底层,最好的命运不过是在宫廷里或统治者身边当作小丑、玩物,供人们取乐而已。

到了18世纪和19世纪,社会发生了巨大变化,人们开始承认生理上有缺陷或智残人有生存的权利,应有较好的待遇,于是为他们开设了收容所、寄宿学校,也提供了一些简单的生活方面的训练。但是,其做法还是让他们与正常人隔离,能活着就行。

最早对低智儿童进行训练的是法国医生伊泰。他在 1799 年从法国南部的森林里带回一个十来岁的男孩,取名叫维克多,他属于重度智力落后,不会说话,没有社会行为。伊泰花了 4 年的时间,采用结构严谨的感知训练教程,都没有把他训练为正常人。不过,伊泰还是很了不起的,他在毫无资料的情况下带头开始了对低智儿童的教育与训练。后来,他的学生西贡继承了他的事业,用感知训练和运动训练,使低智儿童的智力有了很大提高。西贡于 1848 年把这种感知、运动训练的方法带到了美国,大大促进了美国对低智儿童的训练、教育工作。20 世纪初期,意大利女医生蒙特梭利在这方面也创造了许多方法,在智力落后儿童的教育训练领域有很大贡献。20 世纪 30 年代,美国的斯其尔斯在一个儿童福利研究站做了一个规模较大的追踪研究。她发现:深厚的环境能够而且必然会影响智力。她还告诉我们,早期就有丰富环境的干预,高危儿童的异常发展还是在一定程度上得到纠正,甚至可以达到正常水平。不过,这时还没有做什么具体的教学大纲,只着重在生活环境的改变。

早期干预大纲是从 1965 年美国的"良好开端计划"开始的,它是美国政府制定的一项"向贫穷开战"的社会改革计划的一部分。开始给家庭环境不好的四五岁孩子开设的暑期保育学校,只有一个多月,目的是帮助他们更容易地从家庭过渡到学校。教师帮他们建立信心,对学校学习有积极态度,想上学、想学得好等。

这种暑期学习时间太短了,没什么大的用处,于是研究人员将其改为一学年的课程,又制订了一种教学大纲,叫"追随大纲",把入学的年龄调整到 3 岁,内容不仅是社会行为方面的,还有发展感知的内容和语言训练。现在"良好开端"的教学大纲已经成为很有效的早期干预大纲了。

二、早期干预的含义

提到低智儿童早期干预之前,首先得弄清楚两个问题:什么是早期,什么是干预。"早期"在这里含有两层意思:从年龄来讲,是指从出生(0 岁)到上学前(6~7 岁)这段时间,也就是人生的最初阶段。从智力低下的角度讲,是指可能导致智力低下的疾病发生的早期或智力低下发生的初期。

"干预"的含义比较广泛。它包括医疗与保健、教育与训练、社会心理咨询。"干预"经常用于对智力低下儿童的康复训练,所以也应该包括对家长的教育和对社区的宣传。因此,"干预"应该有四项内容,是指以康复人员为儿童提供康复训练为主,同时兼顾他们的医疗保健、社会心理咨询、家长与社区教育问题的合理解决来配合康复训练目标的实现。

低智儿童的早期干预是指,尽可能在低智儿童幼小的时候或可能导致智力低下的疾病发生的早期,有组织、有目的地丰富环境中的教育训练活动,同时兼顾他们的医疗保健、心理治疗和社会支持辅导,来满足他们的日常社会需求,促其发展,使其潜能得到最大限度的发挥,待他们长到学龄阶段,可以更好地接受特殊教育或正常儿童教育,长大成人后可以参加一些社会劳动,实现自食其力的目的。

智力或心理,是脑功能的体现,是客观现实的反映。脑这块物质本身有了损伤,它的功能也必然会受到影响。因此,并不是说早期干预可使每个智力落后的儿童都完全恢复到正常,因为现在医学还没有进步到使受过损伤的大脑恢复正常水平。但这种早期训练和干预的手段,则可使绝大多数儿童智力与原有水平相比,有所提高,其潜在智力能力得到充分的挖掘和发挥。

三、早期干预的对象

1. 类型

有如下三类早期干预的对象。

(1)可能有智力发育迟缓的高危儿童,如有新生儿窒息史的儿童,颅内出血、产伤、足月小样儿、胎龄小于 27 周的早产儿,以及大于 42 周的过期产儿、先天畸形、重症感染、惊厥的儿童。

(2)生理上正常,但由于缺乏早期生活经验和社会交往而影响了智力正常发育的儿童。

(3)已经确诊的低智儿童。

2. 年龄范围

人的早期是行为可塑期。此期最容易受外界环境的影响,行为变化很大,发展也很快。因此,早期干预的对象以 0~6 岁的儿童为宜,而且年龄越小,效果越好。

3.智商范围

(1)智商在 70 以下的低智儿童必须接受早期干预。

(2)智商在边缘范围的儿童,即 1 岁以内智商在 75 以下,1 岁以上智商在 85 以下的儿童也应接受早期干预。

(3)只要有一至两个领域的智商在 80 以下,而总的智商并不低,也应作为早期干预的对象。

四、早期干预的模式

从训练儿童的场所来说,大致分为四种类型:中心模式、家庭模式、中心与家庭结合模式、随班就读模式。

1.家庭模式

主要依靠患儿的父母进行教育。形式之一是由社区派出一位受过训练的教师或训练员,每周到家中访视两次,每次 1~3 小时,具体内容包括:①训练员一边演示,一边教父母如何使用玩具刺激孩子的感知觉,看口型学说话,玩简单的游戏;②训练员纠正父母教育不当的地方。形式之二是由父母定期到医院康复科或福利院向医生咨询、请教康复计划及教育措施。无论哪种形式,最终目的是使家长能够为儿童做一个系统的行为发展计划,并且能够亲自实施对自己孩子的教育,使孩子能够在家庭训练中,获得较为理想的发展。

家庭模式优点是:孩子在家庭的自然环境中学习,比较轻松,与父母不分离,父母最了解孩子的能力及进步情况,家庭其他成员亦可协助。另外,经济压力较小。这种方式在我国目前占多数,尤其是对于年龄小、偏远地区、交通不便和家庭收入较低者,多采用家庭模式。

2. 中心模式

由政府、福利部门和民间团体等兴建专门收治学龄前的低智儿童,有一定场地、房舍、教学设备、训练器材,配合有各种专业技能的教师、技师,如:特教教师、护士、体疗师、语言治疗师和职业治疗师等。对象以 3~6 岁低智儿童为主。

中心模式的优点是集中了有经验的老师和有各种技能的专家进行训练及教学,有齐全的设备供儿童使用。集体学习气氛,有可以模仿的对象,有利于学习和社会性行为的发展。托儿所式的日托中心,使父母能够正常工作,减轻家庭的看护负担。

3. 中心与家庭结合模式

集体训练教学与家庭训练相结合。集体训练教学的内容在家庭中应用,协调两者的优势。此模式需要家长定期到中心接受培训。

4. 随班就读模式

把患儿安排在幼儿园内,和正常儿童一起生活与学习,由辅助教师给他辅导。这种方式的优点是患儿不和正常儿童分离,可以尽早进入社会环境,及时学会与人交往的技能。在农村和边远山区最适合这种方式,使更多的患儿受到教育,体现人权。

五、早期干预的效果

儿童在发育的早期,也就是 0~6 岁,是大脑、智力、社会适应能力发展最迅速的时期,也是接受能力最强、学习最容易、最快的时期。

这个时期,儿童的可塑性很大,不失时机地从医学、心理学等角度对儿童进行干预,可以促进儿童运动能力、认知能力、语言交往能力、社会生活能力的发展,促进良好个性的形成。如果在患儿生命早期,即6岁以前就给他们提供早期干预服务,他们大多数会有显著的进步。

以往干预训练以3～6岁轻、中和重度智力偏落后的患儿为主,目前逐渐扩展到1.5～3岁智力落后的儿童,目的在于使他们经过一定年限的干预训练,可以进入学校或培智学校,受到更多的教育,长大以后可以参加一定的工作,以达到自食其力或部分自食其力,回归社会的目标。对智力低下患儿的早期干预普遍可以达到如下效果。

(1)接受过早期干预的患儿进入小学后,比较喜欢上小学,肢体动作、语言表达能力、理解能力,以及一般性推理能力都明显高于未受过早期干预的患儿。

(2)早期干预不但可以提高他们的学习成绩,智商也可以得到提高,而且这些变化是长期的。

(3)接受过早期教育的低智患儿,相当一部分可以进入普通小学就读,而不需要在特殊学校或福利院接受特殊的照顾。

(4)早期干预对他们的智力发育均有显著的效果。

(5)早期干预开始的时间越早,患儿年龄越小,效果越好。

第二节　智力低下儿童的家庭干预

一、智力落后的家庭干预

患儿父母的心态,自然企望自己的孩子有健康的体魄、聪明的才智,但当孩子被诊断为智力低下,出现智力落后,往往父母很难承受这突然降临的不幸。

有些家长心里认为有这样的孩子,见不得人,低人一等,把他关屋子里"藏"起来,不让孩子与社会交往,阻碍其发育。

正确认识疾病,应尽早承认和接受孩子的状况,面对现实,既不盲目求治,又不轻易放弃。到当地正规的康复机构就诊,持之以恒地进行康复治疗,以最大限度改善功能,提高生活和学习能力。

孩子是无辜的,决不能将不满和愤怒发泄在孩子身上。要用引导和鼓励的育儿方式,使其自信,努力奋斗,争取圆满的人生。父母之间,不要相互埋怨,应相互体谅与支持,共同讨论解决问题的方法,与医务人员密切配合,争取达到较好的康复效果。

二、智力落后家庭干预目标

(1)低智儿的早期干预,首先重视注意力的培养,由于他的大脑皮层神经传递灵活程度降低,不善于对事物进行分析对比,如桌上摆着几块一目了然的积木,他们还要一个一个去数,途中数乱了,还要从头数起。

（2）在教育过程中,家长首先要耐心、耐心、再耐心。要一点一滴地尝试并寻找适宜的教育方法,注意从多方面培养孩子的兴趣和能力。婴幼儿时期是智力发展的旺盛期,在这一阶段,孩子对什么都感到新鲜有趣,喜欢提问题,面对孩子的好奇心和求知欲,父母应给予积极的解答。对孩子的模仿、好动行为,父母要给以正确的引导,有意识地要求孩子做一些力所能及的事情,促进其智力的发展。例如,妈妈说洗衣服,孩子好奇地学着帮忙,这时,父母应抓住教育机会帮助他学习劳动,给他一块小手帕,一只小面盆,让他学着洗衣物,孩子会在这个过程中表现出极大的热情和兴趣。

（3）抓住关键期,5 岁以前是儿童发展最迅速的时期,也是儿童智力培养的最佳时期。

早年特别是生后前六年,对人的一生发展具有深远的影响。研究发现,在婴儿期,如果一个孩子受到了感情的剥夺,将对以后智力的发展造成不可逆转的影响。反之,如果提供给婴幼儿良好的环境与教育,良好的效果也会保持到永久。研究还发现,后一段智力来源于前一段的智力,这样一段一段可以推到早期。孩子年龄愈大,智力也就愈固定,所以要重视儿童智力早期培育与开发。2~3 岁的孩子,正是语言发展的关键期,父母应多与孩子进行语言交流,多给孩子说话的机会,碰到什么讲什么。除此以外,还应为孩子提供各种实物玩具并与孩子做游戏,通过玩具、画画,告诉孩子这是什么东西,有何用途,在教与做的过程中,反复多次教孩子说话,帮助他掌握词汇,不断地纠正他们的读音,培养聚精会神,有始有终,专心致志的良好习惯。

(4)因材施教,现代研究认为,人类具有七种智能,即语言智能、数理逻辑智能、身体动觉智能、空间想象智能、知己智能、知彼智能、音乐智能。一个人尽管智商较低,至少也可以发展某一种智能。在某一项智能上可有天才表现。所以,"扬长避短",发现并鼓励、引导孩子发展他的优势智能,也是教育、培养智力低下儿童的方法之一。例如,有的孩子语言、数学等智能差,但体育或某一种劳动智能超人,就可以在这一方面进行训练和培养;有的孩子语言天资好,就可以给他多读书,讲故事,与之交谈,让他多听广播、多读、多写。

一个人的智力是可能随年龄而改变的,幼年时"笨",并不能肯定他将来一定无所作为。"大器晚成"的大有人在,人的一生,除了老年以外,智力都在发展着,环境对于人的智力发展总是在起着作用的,不过不如童年时期作用大而已。所以,在强调早期干预的重要性时,也不要绝对化,这才比较全面。

所以,对智商低的孩子也不要伤心、灰心,而要热心,有信心和恒心地培育,他们也是一片"希望的田野",只要你辛勤耕耘,也会收获硕果。

三、关于抚触、感官训练及情商培养

1. 抚触婴儿的良好效果

抚触对婴儿生长发育的促进作用,得益于其对婴儿神经系统的良性刺激。婴儿不安定情绪的减少和消化系统的良好状态有利于婴儿进食和睡眠。研究表明,早期婴儿抚触,密切交流,是孩子情商发育的关键要素,是早期教育的重要内容。因此,甚至有"皮肤是感觉器官,也是情商(EQ)器官、社交器官"的说法。

覆盖全身的皮肤是人体面积最大、最基本的感觉器官,能接受外界很多的刺激,如温度觉、触觉、痛觉、位置觉等,这些感觉传达到中枢神经系统后能通过神经及体液做出相应的反应。研究表明,婴儿抚触之所以能够促进婴儿的发育,原理在于,通过对婴儿皮肤的适宜按摩,可以刺激淋巴系统的反应,提高身体的免疫能力,从而增加抵抗疾病的能力,可以改善婴儿的消化吸收能力,并改善睡眠,缓解不良情绪,从而减少婴儿的哭闹,满足婴儿的情感需要。

抚触有基本的程序,但模式并不是固定的,根据婴儿的需要以及环境的状况可以做适当的调整。一般来说,抚触的顺序从头部开始,然后是胸部、腹、上肢、手、下肢、足、背部、臀部,每个部位按摩 4 ~ 6 次,总的时间为 10 ~ 20 分钟,每天 2 ~ 3 次。抚触需在婴儿不饥、不饱、不烦、不闹,情绪较好时进行,室温要适宜(24℃ ~ 28℃),不可太凉。需要特别注意的是,从胎儿 6 个月到生后 2 岁之内是神经系统发育最快的时期,因而抚触的最佳时期应从新生儿开始,至少坚持

6个月。

婴儿抚触操作内容(可以观看婴幼儿抚触光盘,各地的妇幼保健院可以提供)。

(1)按摩头部。每晚睡前为孩子轻轻揉按耳郭、后颈、眼眶周围、额部、太阳穴和整个头的发根部,一般以5~10分钟为宜,用力要均匀,以孩子感到舒适为度。按摩顺序应从头顶部到周围部,从头部前方到后方,从中间到两侧,无具体禁忌。

(2)按摩胸部。早晨为孩子做5分钟的胸背按摩,使皮肤轻微发红,能加深其肺叶的张力,对预防鸡胸和龟背有帮助,还可增加身体抵御感冒的能力。按摩时应从上至下,必要时可沿脊柱按摩至肛门上方,以增强作用。冬天按摩应注意保暖。

(3)按摩四肢。孩子入睡前,母亲先为其按摩双手,由手肘处至指尖,来回按摩揉搓20余次,再顺大腿、踝、脚心及脚趾尖,轻而有力地揉搓,直至局部有轻微发红为止。也可在孩子外出活动后进行,以便及时检查出孩子因磕碰可能留下的隐伤。经常按摩可促使孩子消化及预防孩子发胖。

(4)按摩腹部。用右手掌紧贴孩子腹部,以右下腹开始,绕脐做顺时针按摩,每10秒一圈,每次按摩3分钟。需要注意的是,当按摩过程中发现孩子腹痛,应停止操作。因为孩子腹痛的致病因素多,按摩腹部过久,有可能对阑尾炎、肠套叠等致痛病因的诊治带来困难,并有加重病情的危险。

2. 婴儿的感官训练

感官训练是对孩子进行早期教育的重要内容。很多研究证明，孩子多用眼、耳、手等器官，可以丰富感觉刺激，促进大脑发育，也就是说孩子更聪明了。孩子从母腹这个小天地来到陌生的大千世界，最为成熟的就是各种感觉，而感觉是一切复杂认识的基础，因此对孩子进行感官训练是早教的重要步骤。

（1）眼部训练。孩子出生时，对光有反应，因此可以先给孩子明暗光线的刺激。从新生儿期即可开始，在婴儿觉醒时，在他的小床周围悬挂各种色彩鲜艳的气球、布条等（但不宜过多），这比他睁开眼只看见白色屋顶好得多。4个月的婴儿能够分辨和认识周围更多的物体和人，当他看见经常照顾他、逗他高兴的人时，会以微笑、四肢活泼地活动来回应，而且会目不转睛地盯着看。大概在5个月左右婴儿会出现认生的现象，当陌生人来到他身边和他谈话时，他不会微笑，而是长久地注视着陌生人，然后或是微笑，或是转过脸去，或是大声地哭闹。训练方法：在第3个月末，第4个月初，婴儿能够分辨颜色，首先对红颜色最感兴趣。因此，可以拿个鲜艳的红球，在他眼前30cm左右摇动，吸引他注视红球，随后慢慢移动红球，训练其跟踪注视的能力，对孩子注意力的发育非常有利。孩子对人面容似乎有极大的兴趣，比注视别的东西时间要长，以至于盯住妈妈的脸长时间目不转睛。因此，妈妈在哄、抱孩子的时候，需要经常交换位置抱孩子，让他在不同角度注视着您的脸，训练视觉机能。对于再大些的孩子，应给他准备五颜六色的玩具，利用游戏训练视觉能力，例如：让孩子模仿画一条红线(其他颜色类推),如果孩子画的颜色与大人画的不一样算错,然后再换,让孩子先画,这叫画线游戏;也可以对孩子说:"我心里想着屋子里的一个东西,是很适合的,你猜是什么?"他可能猜各种红色的东西,猜着了再互换,这叫"猜猜看游戏"。

(2)耳朵的训练。孩子出生后,听觉的发育好于视觉的发育。3个月后,他能听得出父母亲或熟悉的人的声音,不仅能转身寻找,还会紧张地等待熟悉的人出现。活泼的舞蹈旋律能影响婴儿,他能快乐地手舞足蹈,因此,父母每天应多次与婴儿对话,这将激发婴儿快乐的情绪。从4个月起他会大声地笑,常发生在成人反复地把他举起、放下,或是轻轻搔他胸脯时;在他集中注意力看成人的脸时,成人时而凑近他,时而离开他的动作也容易引起他大笑。虽然母亲未必是歌唱家,但为了孩子还是应学几首好听的歌唱给孩子听,促进孩子听觉的发育;给孩子轻轻地朗读诗歌也很好,这可以使他们随大人语词的变化有不同的反应,又为发展言语听力的能力做了准备。对于大一些的孩子,可以玩"悄悄话游戏",对于训练听觉能力非常有用。若是孩子患有某些疾病(如中耳炎)或听力受损时,除其他治疗措施外,父母还应注意对孩子大声喊话,以训练其听力。

(3)手的训练。出生后前3个月,婴儿是以眼、耳与嘴探索世界,3个月后,他开始尝试使用手来认识环境。他尝试用4个手指攥较大的玩具,但因不能准确估计距离,看起来像是用手挠。手对于婴幼儿来说,并不仅仅是用来劳动的,它还是一个重要的感官,是认识世界的重要途径。让孩子的手摸摸抓抓,可以训练他们的手眼协调能力。

对于较大一些的孩子,还可以做"蒙脸试验",即在他们手上放一个东西,让他们猜是什么或者让他们自己摸,猜是什么东西,这个游戏可以发展孩子的触觉。另外,一些运用手指的游戏,如折纸、剪纸等,也可以发展孩子肌肉、关节感觉能力,同时观察力、创造力等也可从中得到发展。常言道,心灵手巧,反之也成立,手巧则心灵,可以说,儿童的智力在指尖上。

(4)嘴的训练。孩子的嘴不仅具有吃的功能,还具有认识事物的能力。婴儿喜欢把任何东西都往嘴里放,仿佛不放在嘴里就不知道是什么,这的确是婴儿认识事物的一个渠道。因此,有些东西让孩子尝尝也是有益的感官训练。当然要注意安全。

如上沟通之后,父母能够更深地领悟,并在育儿过程中实施,这就是早期教育,早期教育并不完全是早读书、早背唐诗、早识字。因此,要培养孩子,首先要懂得孩子的心理,早期进行感官训练,促进手眼协调能力的发展。

3. 注重情商培养

众所周知,一个人的情商(EQ)是很重要的,成功的人士,靠智力因素仅占20%,其他主要靠非智力因素。而所谓非智力因素,指人的心理素质,信心、毅力、自控能力、耐受挫折的能力以及反应速度等。现代心理学家经过潜心研究,将非智力因素概括为"情感智力"一词,又称为情商。智商(IQ)很大程度上取决于先天,而情商(EQ)则主要是后天学习和训练而得。

如果一个人的智商很高,但从小不会控制自己的情绪,学习不努力,不易耐受挫折,不遵守社会规范,不能宽容别人,不能以理智约束自己的言行,遇事容易冲动,自控能力差,那么,即使"人不笨"也难出成绩。所以说,智商为人成才提供了基础,而情商高低是人能否成才的关键。

情商表示一个人认识、控制和调节自身情绪的能力。70%～80%的智商源于遗传基因,而情商主要与非理性因素有关,它通过影响人的兴趣、意志、毅力加强或弱化认识事物的驱动力。情高对社会、生活、人际关系、健康状况、婚姻状况影响较大,直接关系到人的生活品质。

情高的水平不像智商那样可以通过测试,用分数较准确地表示出来,只能根据个人的综合表现进行判断。情商较高的孩子,则社交能力强,不易陷入恐惧或伤感,对事业较投入,为人正直,富有同情心,情感生活较丰富但不逾矩,无论独处还是在团队中都能怡然自得。一个人情商的高低和童年时期的成长环境关系密切,培养情商应从小抓起。

(1)如何开发婴儿的智商及情商?建议如下:①母乳喂养婴儿对大脑很有益。出生后7～9个月一直母乳喂养的孩子,无论是智商还是情商比仅吃母乳1个月的婴儿高得多。因此,苯丙酮尿症患儿同样提倡母乳喂养,给予计算量的母乳是很重要的。②让婴儿听音乐可提高其数学能力,音乐和舞蹈是培养婴儿互动能力的最佳方法。③母亲与婴儿之间的身体接触有助于婴儿尽快掌握身体语言。研究显示,在婴儿学会说话之前,他们已经能够分辨和理解基本身体语言。在这方面能力强的婴儿长大后智商与情商更高,而母亲与婴儿之间尽可能多的身体接触是培养婴儿这方面机能的主要途径。④家长应尽可能地培养孩子阅读幼儿读物的习惯。2岁的孩子可以阅读一些浅显读物,这时家长最好在他身边帮助他理解书中的内容。同时,鼓励孩子对书中的图片或单词产生好奇心和兴趣,但注意不要试图过早地系统性地向孩子们灌输过多的信息。

严格地说,0~3岁是孩子习惯的养成期,父母要重视孩子该阶段非智力因素的培养。可以带孩子进行一些情商的培训,据报道,记者走访了太原市10家培训班和夏令营,其中半数都开设了情商培训班,素质拓展训练,"吃苦"体验等项目,让孩子到山区野外生活一段时间,自己动手找水源,取火做饭,搭起帐篷住下,体验野外作业的环境,提高生存能力。

孩子直到成年前,家庭都是最好的培训班,控制激发情绪是重要的内容。父母首先允许孩子在"气头"上表达情绪,可以教孩子一招儿,一边考虑眼前不愉快的事,同时指头放在眉毛上方的额头上,大拇指按着太阳穴,深吸气。这样做几分钟,血液就会重新流向大脑皮质,他就会冷静地思考,不易偏激。要孩子懂得表达情绪的方式,让孩子知道发泄情绪也得有界限,不应损害别人的利益和损坏物品,鼓励孩子用语言表达自己的情绪,遇到问题要讲道理,说缘由。

一位母亲发现,孩子会抱怨很多事情,母亲安慰一番后,问题没有改变,所以还是鼓励孩子面对现实,想办法解决问题。压力有时并不是什么坏东西,它可以让人感觉不舒服,但同时也是使人奋起改变现有局面的力量。换言之,心理承受能力增强也是成长的标志,所以父母要舍得让孩子承受一定的心理压力。

国外有句谚语说:"没有什么比逆境来得更实在!"可以在孩子完成一些有一定难度的任务时,充分信任孩子,即使孩子做坏或者造成一定的损失,也应鼓励孩子,积极帮助他找出问题所在,再重新开始。也让孩子学会"等待"。例如,给孩子喝奶时告诉他奶凉了才能喝。学会等待,是面对逆境的一大能力。不要把孩子养成温室的花朵,要经风雨见世面,以适应社会之需要。

(2)情商高的人如何处理争吵? 人与人相处,总会因为不同的想法、立场或价值观,产生矛盾、争执、争吵,通常有三种消极且无效的类型,分别是人身攻击、翻旧账和消极抵抗。人身攻击是争吵时,对人不对事,指责另一方的人格,常用"你"开头,你这人怎么自私? 这种争执常引起对方的对立情绪,很容易让两个人产生隔阂,翻旧账时的常用句型是,"你当初""上次你也这样",本想翻旧账,让对方感到愧疚,结果却让对方原有的歉疚被消耗殆尽。消极抵抗是指发生矛盾时,不争辩,不沟通,摆出一副无所谓的冷战姿态。

这三种吵架模式会让矛盾升级,伤害彼此的关系。而那些极少与人发生争执的高情商者,懂得"见招拆招",减少伤害。

对待人身攻击型的争吵,首先要保证自己不被攻击激怒,更要克制住想要反攻的冲动。其次,体会对方的内心需要,倾听和理解对方消极指责背后的积极需求。例如,你说我懒散,一回家就玩游戏,是不是希望我能多陪陪你玩? 你说我很自私,是不是希望我能多考虑你的感受？这样的体贴能让对方平息怒火，并开始沟通。

人们通常因为有很深的负面情绪未被理解，才会翻旧账。在这类争吵中，要尽快把关注点引回当前事情上。例如，"我知道这件事让你很委屈和生气，你才会说起以前的事，让我把这个问题解决好吗？"这样说会让对方感受到自己被理解，从而使情绪平复下来。

面对消极抵抗的情况，可以用友好的方式提醒对方放弃这种"筑墙"的沟通方式，诚恳地邀请和鼓励对方再次沟通。

低情商的人在吵架中赢得胜利，输掉感情。高情商的人知道吵赢不是目的，而是在这种特殊的沟通中，双方充分表达需求，保留爱并升华关系。

4. 让孩子做家务有法可依

许多人觉得德国孩子比其他国家的孩子"懂事"早，却不知道德国把孩子的劳动义务明明白白写进法律。

德国《民法典》1619 条规定：子女必须承担部分家务劳动，且居家教的一部分。德国法律甚至要求 6 ~ 18 岁儿童必须参加相应的家务劳动：6 岁之前可以玩耍，不必做家务；6 ~ 10 岁，偶尔帮助父母洗碗、扫地、买东西；10 ~ 14 岁，剪草坪、洗碗、扫地及给全家人擦鞋；14 ~ 16 岁，要洗洗车，整理花园；16 ~ 18 岁，如果父母上班，要每周给家里大扫除一次。对于不愿做家务的孩子，父母有权向法院申诉，以求法院督促孩子履行义务。

如果孩子拒绝做家务，家长一般会与孩子们一起开家庭会议，让孩子清楚做家务的法律责任。

许多德国孩子告诉记者,他们的家长把这一法律与零用钱联系起来。如果他们想买玩具等物品,有时还得"兼职",到社区送报,搞卫生或在企业打零工等。

5.感觉统合

机体在环境内有效利用自己的感官,从环境中获得不同感觉通路的信息(视觉、听觉、味觉、触觉、嗅觉、前庭觉、本体觉等),输入大脑,大脑对输入信息进行加工处理(解释、比较、增加、意志、联系、统一等),并做出适应性反应能力。

感觉统合训练是指基于儿童的神经需要,引导对感觉刺激做出适当反应的训练,训练内容包含了前庭(包括重力与运动)、本体感觉(包括肌肉与感觉)及触觉等多感官刺激的全身运动,其目的不在于增强运动技能,而是改善中枢神经系统处理及组织感觉刺激的能力。在训练中同时给予儿童前庭、肌肉、关节、皮肤触觉,视、听、嗅等多种刺激,并将这些刺激与运动相结合。

大脑必须组合所有的讯息,去处理人的行动、行为,让它正常化。大脑的意识如同警察指挥交通一样,当这些意识运行有规律时,大脑就可以正常地指挥知觉、行为以及学习;若出问题,就如同交通堵塞一般"瘫痪难行"。

对于感觉统合失调的孩子,可采用渐进或转移方式来训练他,虽然孩子可能不会进步得很快,但大人要用爱心、耐心去解决孩子的内心需求。如果给予孩子压力太大以致其无法承受,则对孩子的一生带来不利的影响。

第三节　如何指导智力低下儿童的学习

训练应尽早开始。脑功能在发育过程中具有代偿作用,即已正常发育的部分大脑在一定条件下能部分地替代被损坏或未发育部分的大脑功能。年龄越小,代偿作用及可塑性越强。

一、学习注意事项

指导智力低下儿童学习时,要注意以下几点。

(1)永远需要记住,对于患儿的干预训练,目的在于使他们的潜力发挥到最大程度,而不是把他们变为正常儿童,否则你会觉得失望、受挫。但要对孩子抱有希望,任何时候也不能说"放弃"。

(2)不管孩子起点多低,都应该尊重他现有的水平,干预训练从现有水平做起。教学的内容首先是生活上,适应生活环境所必需的,而不是从知识系统上看是必需的。学习的步子应适应他现有水平,开始的步子要小,别人一步学会的事,你把它拆成3步、5步甚至10步来做,使他在成功的基础上前进,这样他会有成功的愉快感,这对孩子的成长非常重要。

(3)加强感官刺激。提供丰富的视、听、嗅、味、触觉和动觉的刺激,注意动静结合,有张有弛,不能过度疲劳,以鼓励为主,发现孩子的优势,引导孩子的兴趣。

(4)要多表扬。有一点进步就与他共同欢呼庆祝,立即表扬。表扬内容、方式、程度要随他的行为不同而有所变化,不要只用一种方式。表扬可以是物质的,可以是精神上的口头表扬,也可以是拥抱、拍拍肩膀等亲情动作。

(5)每次只训练一个行为项目,学会后再训练下一个。在训练时训练内容要吸引他的注意力,有积极的学习心境时才进行训练,不能勉强,否则无效果。学习一个行为项目要慢,要有过程,不能让患儿感到突然。训练一次时间不宜过长,以维持患儿的兴趣。每天训练要定时,形成习惯,且要有安静的环境。

(6)重复学习知识的方式,学习同样的内容,患儿需要重复的次数是正常儿童的几倍或几十倍,这样,印象才能贮存到大脑里去。因此,干预训练时,应注意用实物、图片进行反复教育,需经常对他说话,说话时要伴有动作,这样便于患儿理解。对有语言障碍的儿童允许他用手势,但鼓励他发言,如果他发言了,立刻表扬。

(7)让他做一些力所能及的事,每次只让做一件事,如果事情多了,他听不懂,达不到学习的效果。他能做的事情,不要包办,估计他的水平给他能胜任的"任务",以免失败,挫伤他的积极性。当孩子向你求助时,耐心倾听,帮他解决问题。但不要过分迁就,这样会导致他不能适应集体生活。

(8)任何时候都不要用过分的语言伤害他的自尊心。当孩子情绪十分激动时,不要粗暴对待,应让他先息怒,了解情况,做出公平处理。把他当成正常孩子,尊重他并要求他尊重别人,人格教育不能因智力问题而放松。体罚绝对要少用,一般只在口头教育无用时才应用。体罚的目的在于使他留下深刻印象,而非自己出气。

二、根据患儿的心理发展特点实施教育和训练

对于不同类型的患儿,实施训练的方法和重点不同。

1. 轻度缺陷型

主要表现为在完成复杂的智力活动时,认知活动的发展欠缺,其他方面接近正常儿童。训练时要着重教他们认字、识数,独立完成作业,懂礼貌,学会与人交往等,注意启发诱导,努力控制他们的不良思想情绪。

2. 兴奋型

除基本智力缺陷外,他们的兴奋过程强于抑制过程,表现为容易激动和兴奋。他们的动作无节制,难于按规定要求做,顾此失彼,无法完成任务。这类儿童识数能力差。对这类儿童要注意抑制其冲动性,在他们从事某种作业时,尽量避免无关的刺激因素。指导者经常提醒他们专注于自己的工作或学习,多组织他们活动,训练时要提出孩子能够接受的具体要求,教育的方式要生动活泼,努力吸引他们的注意力,加强数学能力训练。

3. 抑制型

这类儿童兴奋过程障碍,抑制过程占优势。主要是精神萎靡,消极被动。他们的动作姿势贫乏、单调、少变、表情呆板,说话慢条斯理,感情不丰富,完成学习、工作和其他任务时往往出错。对于这类孩子,要努力激发他们活动的积极性,让他们多参加一些有趣的活

动,并引导他们一起完成,不断表扬及鼓励他们,以增强他们的信心,给他们多提供同别的孩子一起活动的机会,让正常儿童的活泼形象和进取精神激发他们对游戏和活动的兴趣。

4. 个性和活动障碍

在基本智力落后的同时,伴有严重的个性障碍和明显的运动异常。这类儿童个性发展的水平很低,情感活动明显失常,行为缺陷也较为突出。另外,他们的动作贫乏,缺少稳定性动机和愿望,对周围人淡漠,不想与人交往。对这类儿童要注意培养其健康的个性。还需进行一些体育项目和手工操作的训练,发展他们的运动能力,促进肢体动作的协调,抑制他们的失常行为。训练他们的生活能力,如吃饭、穿衣、自理大小便等。

5. 言语障碍型

说话含糊不清,难以分清相似的音,不会重复陌生的词汇,这些儿童的智力较差,着重训练站立、行走、拿物、吃饭、表示大小便、穿衣等生活自理能力。智力水平稍好者,应着重训练他们的听力与说话的技能,注意言语的早期开发。训练最好在 2 ~ 3 岁口头语言能力发育关键期之前进行。

早期干预不论在家庭还是在集体,只要认真不懈努力,一定能促进低智儿童的发展。

第五章　早期干预行为领域的训练

中枢神经系统与四肢关系非常密切。运动发展是人类各种活动发展的基础。低智儿童存在运动问题,如运动的"被动控制障碍、动作的平衡性、协调性障碍",步态失调,精细动作能力低下,动作速度与灵巧性差等。同时,这些运动问题也给他们适应生活带来困难。因此,运动是低智儿童康复的主要内容,包括运动、语言、认知、社会性发展、生活自理等领域。

第一节　运 动 训 练

运动训练可分为大运动和精细运动两大方面。

一、大运动训练

1.基本动作训练

大运动又可分为两类,一是人类活动的基本动作,如抬头、坐、站、走;另一类是技巧性动作,需要依靠人的平衡协调能力,如走平衡木、骑小三轮车、拍球等。

很多低智儿童由于脑功能失调,导致肌肉收缩无力,出现运动障碍。对这样的儿童需要自身的一些反射,对他们要进行一定强度的基本动作训练。

(1)头的控制。先扶婴儿坐稳,训练者用力扶住他的髋部,使其臀部端坐在平面上。这时母亲可从正面或侧面与他说话,并且来回走动,让孩子尽量用自己的肌肉来维持平衡,随着母亲走动而转动头部。

要想孩子俯卧时抬头,可以把他的头部支在垫好东西的桌子边上或床边上,在前面用彩色带声音的玩具引他抬头,这时他将用最大的努力看到彩色的玩具,这种训练很有用。

当孩子坐住时,头能基本保持平稳后,可利用拉他坐起的动作,训练他头向上主动举起的能力。

(2)翻身。将孩子放在一块小毯子上,两人相对而站,各抓住这块毯子的一边,把孩子放在毯子上边。将毯子倾斜,使孩子在里面轻轻地翻转,很多智力低下的儿童喜欢这种动作,可以帮助他体验身体重量从一端移到另一端的感受;同时也可使他克服一下子翻过来时的害怕感。

(3)坐。开始时让孩子靠在椅背或墙壁、沙发等处坐一会儿,也可以用枕头围好让他坐着玩一会儿。用你的手扶着孩子的背部让他坐着玩玩具,慢慢减少你的帮助。

成人躺在地板上,双膝弯曲,将孩子放在你的膝上,需要时给以帮助,前后摆动,或左右摇动,让他体验到怎样平衡自己,并学会保持平衡。

让孩子从俯卧向侧卧,把他的膝部屈向他的胸部,让孩子用双手臂支撑着自己坐起来。最初你要帮助他坐起、坐稳,待他能自己坐起后则逐渐减少帮助。

(4)爬。儿童能匍匐状原地爬行后,把一个可爱的玩具放在孩子前方约10厘米处,鼓励他去触摸,同时用一只手顶在他脚掌上,帮助他用力向前爬去。如果孩子仍不能向前爬行,训练者可以把一条浴巾放在孩子的腹部,两手分别抓住毛巾的两端,把他的躯干提起来,使他呈膝盖和手着地的姿势。训练者轻轻地上下、前后拉着浴巾颠动他,让他手膝负重。然后,再鼓励他向前爬拿玩具。当孩子能自己保持手膝着地的位置时,可撤掉浴巾让他自己爬行。最后达到手膝交替,向前移动。

年龄大一点的孩子可训练爬着躲过障碍物,向左或右爬,以及比赛爬行速度,充分锻炼全身运动的协调能力。

(5)拉物站起。这个动作比较难,但也是儿童感兴趣的一个项目。开始时,训练者拉着儿童一只手,诱使他从坐姿过渡到双腿为跪姿,以后再让他站起来。可以把他放在墙边,靠墙站着,渐渐地用一只手扶着他站,以后再放手,训练他有信心自己站。为了训练他的平衡能力,减少紧张心理,可以让他抱着一个大球或其他玩具,摸成人的脸或头发,使他的注意力从他的腿转到这个需要站立才能完成的活动。经过几次成功之后,他独自站立的信心就增强了。

(6)走。在学会独站的基础上练习走路,开始时你要蹲下扶着孩子的肩膀,甚至要扶着他的臀部,他才可站稳。为了鼓励他迈步,可以让他把一件小物品送给他人,也可以让他从矮桌子上或从椅子上去取玩具、食品。

你用两只手握住他的双手,你倒退,拉着他前进。伸一只手让孩子抓你的手指学步。用一条毛巾,让孩子抓住一头,你抓住另一头学步。

你在孩子面前,让孩子先站稳(或先靠墙站稳),你伸开双手,叫他的名字,让他向你走来。开始时距离近些,孩子只需走两三步就能贴近你,逐渐加大距离。让孩子推学步车或拉着鸭子车走。

（7）上下楼梯。上下楼梯是一个能发展平衡、加强腿部肌肉活动的好方法。凡是运动发育迟缓的孩子,往往喜欢用四肢爬上楼梯,而不是直着身子上楼梯。母亲在楼梯上欢迎,并需要鼓励他。开始先用两只手作支持,渐渐用一只手,孩子可一只手扶栏杆,一手拉住训练者的手以维持平衡。逐渐让他脱离成人的支持,靠自己的手臂和腿的力量,两步一台阶上下楼梯。碰到高台阶或累了的时候,允许他爬台阶。大点的孩子需鼓励他一步一台阶、两脚交替上下楼梯,借助扶手以获安全感也是可以的。

（8）跑步。幼小的儿童可以训练其快走,然后逐渐过渡到僵硬地跑几步,最后才能跑起来。对于那些不想跑的孩子,可用竞赛的方法,也可以用集体活动的方法,训练者可与孩子玩追人游戏,带他一起跑,同时教他如何挥动双臂。为了提高对跑的兴趣,成人可组织几个孩子一起做游戏,在游戏中跑动,对大一点的孩子还要带他绕着弯跑和绕着椅跑,在跑步中学习调换速度和方向以躲开障碍物。

2. 平衡协调训练

部分低智儿童的中枢神经系统损伤时,也影响了前庭器官或小脑,从而出现一些失去平衡的表现。有平衡障碍的低智儿童,必须进行平衡训练,利用各种动作对前庭器官进行反复刺激,促其功能改善。

平衡协调能力是儿童大运动训练中更高一级的训练内容,一般需儿童的运动水平达3岁左右才开始训练。常用的训练项目如下。

(1)走平衡木。准备一个比较长的平衡木(高20 cm,宽20 cm,长200 cm),也可横铺8~10块砖(一层)代替。给孩子示范如何在平衡木上走,让他注意看成人的脚,然后让他自己走平衡木。开始时可拉着他的两只手或扶着他走,当他基本能保持平衡后,可扶他一只手,鼓励他大胆向前走。当孩子学会后,成人仍要注意在旁保护及提供必要的帮助。

(2)荡秋千。所选择的高度,以孩子坐上秋千时双脚能触地为标准。先让孩子在秋千上做示范动作,让孩子看小朋友荡秋千之后再站在秋千上。先练习用脚蹬秋千的动作。推一下秋千,让他先体会一下秋千起荡的感觉,待他不害怕时,才能用力蹬起秋千。

你要在秋千旁进行保护,开始时不要荡得太高,逐渐加快速度并加高度,注意孩子上下秋千的保护。

(3)跳绳。先让别的小朋友跳绳给孩子看,家长也可以参加跳绳运动做示范动作。

开始用较细的绳子,由两人摇绳,孩子站在原地起跳,并呼口令:"跳"。摇绳的两个大孩子或成人要多配合跳的动作,开始慢些。

让孩子站好,把绳子停在他的脚下,当孩子听到"跳"时,他一跳起,绳子就摇过去,待绳子又快回到脚下时,你再喊"跳"绳子再摇过去,如此反复练习。如能连续跳过两三个动作,就成功了。

孩子学会了原地跳绳之后,再让他学习自己摇绳自己跳。从自己摇绳自己跳到参加集体跳绳,则要经过很长时间的训练过程,不必着急。

(4)骑小三轮车。你首先教孩子怎样迈腿骑到三轮车上,推着他走一下,再教他怎样下车。当他有兴趣要骑车向前走时,你把他的脚放在蹬子上,推着他前行,让他体会脚蹬子的转动,鼓励他自己用力蹬脚蹬子。当孩子学会蹬车后,再教他如何扶住车把,左转弯和右转弯。反复训练,直到他手脚协调地操纵小三轮车向前、向后骑及灵活自如地转动。

(5)拍球。准备一个可充气的大皮球,直径 15 ~ 20 cm,示范给孩子如何拍球。以后让他自己拍,必要时可把着他的手体会球弹起后什么时候拍,以及拍球的力量。多次练习,当孩子能拍几下时立即表扬他,增加他对拍球的兴趣,直到连续拍 5 ~ 6 下,甚至十几下。

(二)精细动作训练

儿童动作能力的发展,对儿童心理发展具有极为重要的意义。一方面,动作的灵活多样使他们心理上的独立倾向和自主意识得以发展;另一方面,在他模仿成人劳动的同时,智力上认知能力、创造性能力又得以提高。苏联著名教育家苏霍姆林斯基说:"儿童的智慧在他的手指尖上。儿童的双手掌握技巧越高超,这个孩子就越聪明。"这是因为手动作和运动,特别是手与人体外界物体接触,能直接刺激大脑皮质,促进脑细胞的活动,而人的幼儿时期,占主导地位的思维便是动作思维。

人的手指堪称身体最灵巧的活动部位,因为大脑对手的支配最精细。在大脑深层,仅管理大拇指活动代表领域,就比管大腿的代表领域大 10 倍还多。医学家发现脑萎缩者手指灵活性大为下降,相反,常利用手指的人,如弹琴、书画、绣织业,较少脑萎缩和痴呆。多动手,多练手,锻炼大脑增加记忆。

著名儿童教育专家陈鹤琴教授认为,在小孩子的成长环境中,一根木棒,一块木板,都是玩具的材料,能做出许多有趣的玩具来。我们对于小孩子有计划的活动,应从旁赞助他,使他成功。

手的精细动作指手的抓握、对捏、旋开、夹取、捻压等。随着年龄增长,儿童越来越需要双侧肢体配合动作。随着精细动作水平的提高,儿童手眼协调能力亦愈来愈占重要地位,并贯于精细动作之中。精细动作常用的训练项目有如下几方面。

1. 伸手摸东西

让婴儿仰卧位或坐位,训练者用松紧带系一玩具在他面前摆动,逗引他去摸。当他摸到玩具且抓住时,及时鼓励他,应让他玩一会儿这个玩具。以后,再拉动松紧带,把玩具从他手中拉出。这时,可提着松紧带使玩具上下跳动,让婴儿持续地追逐着抓玩具,并适当更换玩具,所换的玩具逐渐减小体积,这样更具有训练价值。

这种训练最好是母亲在日常生活中去做,经常拿一些家庭物品,如小勺、布娃娃、饼干等,放在婴儿面前或稍远处,随时就有机会训练他伸手够东西或抓物品。

2. 伸手抓物品

用你的食指捅开婴儿紧握的手,让他握你的手,你边摇他的小手边逗他。注意让婴儿的拇指保持与其他四指对掌姿势。

把一个小摇棒在孩子面前摇一摇,引起他的注意,引他伸手去抓。他不伸手时,用摇棒碰碰他的小手,把小摇棒放在他手中,你帮他握住,扶着他的手摇来摇去。慢慢放开你的手,让他自己握一会儿,掉下后,你再拿给他。

当婴儿长大些时,可以在床上挂起五彩缤纷的小玩具,引他伸手去抓。

3. 用手指捏物

开始时用稍大些的物品,如积木。放几块积木(棱长 2.5 cm 左右的正方形体)在桌子上,让孩子搭积木,玩一会儿之后,让他把积木放在盒中。下次玩时,再让他把积木从盒中拿出来。

在小碗中放着爆米花等小食品,让孩子自己用手指捏着吃。也可以放不同风味的小食品,如葡萄干、豆腐干、牛肉干等。注意:量要少,少给甜食,少给硬的豆类,保证安全。

可以结合计数,旋转一些不同大小的豆类、玉米等,让孩子从桌子上捏到小盘中,边捏边数:1,2,3,4,5……

开始时,你可以扶着他的手操作,待他学会了就减少帮助。每种动作开始时,应先做示范动作,或让小朋友与你一起玩。

4.钉东西

准备一个锤子和锤钉器,教孩子用锤子锤打钉子。如果无捶打器,也可以在地上用粉笔画出彩色圆点,让孩子捶打。此训练不在于捶打后的结果,而在于捶打动作的本身。要求孩子灵活地使用锤子,准确地捶打钉子或圆点。

5.用积木搭高

准备一些方积木或象棋棋子。让孩子坐在桌前,教他把一块置于另一块上面。当孩子搭上两块积木以后,又给他第三块、第四块,鼓励他往上搭。对孩子的每一点进步都要给予表扬。

6.穿珠

准备一根棉线,两头用蜡处理使其变硬,再准备一盒颜色、形状各不相同的木珠(或扣子)。训练者首先慢慢地给孩子示范如何穿珠子,然后鼓励他一手拿珠子,一手拿线,把线的一端向珠子孔道里穿入。当线穿过孔洞后,孩子应换手拿珠子,用另一只手把线拉出。如果他做这步有困难家长可以指导他换手,或者把着他的手反复做几次,直到他学会换手拉线。训练者可以与孩子各拿线绳的一头一同穿珠,练习手的灵巧性。穿完后将珠子做成圈,作为奖品套在孩子的颈或手腕上。

7.用剪刀

孩子喜欢玩剪刀,准备好剪刀及纸,扶着孩子的小手,让他学会正确地拿剪刀,注意安全。

开始时家长拿些花花绿绿的纸条,教孩子把纸条剪断,然后剪成碎纸片,可以让孩子抓着玩。一只手能拿稳剪刀剪得好之后,再让孩子用另一只手拿纸自己剪。

用剪刀剪纸边,开始时任意剪,待熟练后,可以画个小鸭子、小鱼儿让他剪下来。

第二节　语言训练

语言是人类思想与感情的信号化(口语)和符号化(书面语)。用来与他人传递信息、情感的一种沟通工具。语言思维的基础,作为人脑的第二信号系统的活动,又是人类从本质上区别于其他动物的一个重要特征。语言丰富的词汇,正确理解语言的内容,是一切教育的基础。

语言是一种发展的技巧。受智能、生理、环境三大因素的影响。语言为人类所特有,是智慧高度发展的标志,也是社会生活的重要工具。人类借助语言进行思维,表达思想,传递信息,通过语言交流思想、感情和意愿,从而扩大和加深人们对事物的认识,丰富人们的感情生活,增进人们参与社会生活的能力。语音训练一是语言的接受与理解能力,二是语言表达能力。有了这两方面的能力,才能进行人与人之间的沟通与交往。

婴儿大多6周龄,可以发出咿咿呀呀的声音,4个月时会发出ma—ma—ma的声音,9～10个月的婴儿可以模仿成人的声音,1～1岁半能说出单个字,来表达意愿,如说、吃、要……若2岁还不会说单音字,2岁半小儿还不讲2～3个字的句,均可认为是语言发育迟滞。

训练儿童说话是已经过了学话年龄,1.5～3岁的儿童,由于年龄已大,又没有开口的经验,这些孩子不会使用自己的唇、舌、腭等,所以教起来比较困难。

一、发音功能训练

母语的最佳年龄是出生后9～24个月,故应十分重视婴儿期语言训练。

1. 舌功能训练

患儿学说话时舌头很不灵活,可以让他模仿成人,咀嚼硬食物,如苹果、糖块等;伸缩舌头,试用舌头舔鼻子,舔上下红唇,可将白糖或果酱涂在其口唇,鼓励他伸舌头去舔,以达到训练的目的。

2. 唇功能训练

(1)吹气,训练开始张口哈气,逐渐过渡到口唇缩小的吹气状态。

(2)鼓气,要小儿紧闭口唇,用口中气流颊部鼓起,抿嘴,吧嗒嘴发出响声等。

二、理解能力训练

语言的理解能力是指语言信号的接收与理解。

1.模仿声音

多引导孩子听动物的叫声，街上的喧闹声、汽车声等，听到声后，告诉他这是什么声，还可用录音机把这些声音录下来，多让他听并模仿。指着卡片上的动物，如狗、猫、鸡、牛、羊、马等，一个个教孩子。如指着狗对孩子说：小狗汪汪叫。家长重复着"汪汪、汪汪"，让孩子学"汪汪"，或家长说"狗"。待他学会了说"狗怎么叫"，让孩子"汪汪"，则由你说"汪汪"，他说"狗"，或你问"狗怎么叫？"，让孩子答"汪汪"。其他动物以此类推。

2.指身体部位

孩子玩娃娃时，成人指着娃娃各部位，教他说"眼睛""耳朵""嘴"等。开始他不会说时也让他听，还可让他指着你的"耳朵"，再让他指自己的"耳朵"，以后你可以问他："耳朵在哪儿呢？"让他指出。当儿童会指出五六种身体部位后，训练进一步延伸。可以让母亲或其他小朋友共同参加游戏，听到身体部位后看谁指挥得又快又准。

3.叫名字有反应

训练对孩子说："宝宝叫李浩。"过一会儿再问："宝宝叫李浩？"孩子可能说不对，他可能说："宝宝。"你立即说："叫李浩、李浩。"让孩子又重复说"李浩"即可。叫孩子名字，可以用小声或大声，由近及远。达到生人叫孩子名字,他也能转头的程度即可。

4.指图说字

成人与孩子对坐桌前,桌上可以多放几幅图片,图片对着孩子。成人逐一指图片并告诉孩子:"这是……"让孩子跟着重复。此时,尽可能让孩子将注意力集中在图片上,以建立声音与其代表的物的对应关系。

5.以手表示数字

对于10岁以下的孩子,以手指来表示数字是一种好方法:

你说:"小光你3岁了。"然后你在他面前伸3个手指头给他看,再让他伸出3个手指头给你看。

你再问:"小光你几岁了?"让孩子边伸出3个手指头边说:"3岁。"如果他伸不准3个手指头,你要把着手教他。如果他只会伸手指,他不会说"3岁",你要面对面教他说:"3——岁,3——岁";让他看你的口型。实在不行时,先教"3——,3——"亦可,注意不要操之过急。一旦孩子会说"3——"你立即表扬他:"对,3——,真好!"对其他数字的训练,可以类推此方法。

三、表达能力训练

儿童口头语言的能力是家庭与社会比较关注的,可分为口语及手势语。训练的重点是语言表达能力。

1.互相模仿发音

在与孩子玩耍、洗澡、穿衣服时,模仿他曾发过的音,如"啊"

"喔""嗒嗒"等。等待 3 ~ 5 秒后再重复一次,等待他的模仿发音。如果孩子模仿发出了声音,你再向他重复第二次,形成"对话"。然后,可再换一个不同的声音,互相模仿,直到孩子会模仿为止。

2. 边做边说

在孩子学会了 40 ~ 50 个名词以后,就可以开始教动词了。如走、跑、推、拉等。可以用图片方式教发音,在让孩子做这些动作的时候教孩子理解词的意义,让他边做动作,边说出相应的词;这样就有了学说句子的基础。

3. 说句子

一般是用有动作情景的图片作为教具。比如:一只小白兔在森林里跑,一只大灰狼在后面追。教句子时要从只有两种成分的简单句开始。如:"小兔子跑。""大灰狼追。"也可以教他身边的事,如:"老师再见。""谢谢阿姨。"

在开始教句子以后还得教孩子许多介词,如上、下、前、后、里、外等,这样才能使句子丰满起来。

4. 讲故事

为了让孩子容易了解故事的内容,最好选择那些画面简明易懂的故事,边讲给孩子听,边指着画面给孩子看。一个简短的故事讲完之后,你可以再提些小问题,让孩子回答,如果孩子回答错了,你不急于说他错,而是对他说:"好难! 咱们休息一会儿再讲。"你重新讲过之后,根据孩子的智力情况和语言发育情况来决定是否让孩子复述故事的内容。开始时,你可在讲一半时问简单的问题让他回答,并反复练习,有一点进步就表扬,直到他能基本上复述下来。

5. 认读汉字

这个过程是教儿童根据字形发出相应的声音,而不是要求会写或会解释。先把字写在 12 cm 见方的白色卡片上,然后按每天一个字的速度教孩子。根据孩子的反应决定认读速度。孩子形成识字习惯后,每天的认读量有可能增加到 2 ~ 3 个字。和正常儿童一样,低智儿童非常喜欢读自己的名字,一个字一个字地教他,然后再拼起来。

由于每次识字目标明确,就读一个字,当重复的次数多了以后,每个字都会在儿童的脑海里留下深刻的印象,这对锻炼孩子的脑力、激发其潜力很有好处。以后当孩子看到广告牌、报纸或电视上的字之后,就有可能读出来,给孩子以成就感。家长在孩子具有了这一点"本领"以后,要加以赞赏,以激励孩子的认读兴趣,从而形成良性循环。许多低智儿童是在认读字以后,才开始大量说话的。

6. 表示物品的用途

对不会说话的孩子,可事先准备一些家居用品,如:帽子、牙刷、梳子、鞋、钥匙等。出示给孩子一件,问:"这是干什么用的?"让他表示其用途。如果孩子不会表示,则可告诉他:"帽子是戴在头上的。"同时将帽子戴在自己头上给孩子看。"钥匙是开锁的。"同时领着他拿钥匙去开门上的锁。反复训练,直到孩子能迅速表示家庭常用物品的用途。在孩子会说话后,就要尽量不要先用手指物品来表示,而要在指的同时说出物品的名称。

四、教育孩子也可用身体语言

刚出生不久的婴儿，只要睁着眼睛，就会探索事物。当看到母亲或亲人的脸时，就会以温柔的目光注视着，这种眼对眼的对视，是婴儿与世界交往的渠道之一。心理学家特别重视这种交往方式，并把这种交往行为当作人类社会性的开始。

眼神：眼睛是智慧之窗，判断一个人的智力，首先注重他的眼神。家长用眼神出示一种行为标准：微笑表示认可，皱眉表示不佳，怒视表示反对。让孩子逐渐了解严峻的、慈爱的、赞赏的目光之区别；意识到不同的目光与自己的行为的关系。以后逐渐模仿，应用这些目光、眼神来对待周围的人。这样一来，家庭安静、温馨、和谐，邻居不受干扰。某幼儿园老师，善于用眼神育儿，在她班上很少听到呵责，很少见到推搡的情景。

表情：人的表情在脸部，微笑表示赞许、安慰与鼓励；冷漠、呆板、紧绷着脸，表示不满与否定。当孩子表现出好行为时，家长采用前者；出现错误行为时，采用后者。家长是孩子的学习榜样、启蒙老师，平时父母表情要慎重，不可喜怒哀乐无常，否则孩子捉摸不透意图。

动作：家长点头与拍手，表示赞同；摇头与摇手，表示反对。伸出大拇指，表示赞扬与庆贺；拍拍孩子肩，拥抱孩子、抚摸孩子的头等，均表示对孩子的爱抚与关怀之情，这种无声的言语非常明确，表达了个人的情感。

五、怎样纠正低智儿的不良行为

纠正的原则是坚持再坚持。让这类儿童形成一种好习惯比较困难，纠正他们的不良习惯更困难。他们接受能力差，记忆差，要纠正他们的坏行为，应有充分的思想准备。

纠正他们的不良行为时，一般来说与正常儿童没有本质的区别，但是在使用时多考虑他的接受能力、过去所受过的教育、当时的具体情景和儿童本身的精神状态。可以使用以下方法。

1. 对不良行为不关注

这是在低智儿为寻求成人注意，故意做出不良行为时用的。比如：哭闹、赖地、打滚、发脾气。如果成人注意了，采取了"哄""许愿""恐吓"等错误做法，反而会助长这种不良行为的继续。所以，如果他们的行为属于这一类，就可以不去关注。

2. 转移注意

这种方法用在年龄较小、自我刺激（吮手指、撞墙等）较多的儿童身上，往往有着很好的效果。

3. 事先提醒

适合于事先已估计到可能发生的情况。比如儿童玩集体游戏时，往往发生你推我搡的情况，成人可在游戏前提醒他们不要这样，并且表示：表现好的儿童事后有奖励。

4. 鼓励努力

鼓励与表扬不同，鼓励着重正在努力，而表扬往往在结果上。一个低智儿常常非常努力,但智力落后,结果却非常差。如果只是看结果,老是批评他,这样他很可能会发脾气,不听从教导等。所以,鼓励努力才会对这样的儿童有较大的作用。

5.营造良好的感情环境

据调查,有相当一部分低智儿的家长对孩子有歧视行为,他们对孩子管教只有打骂、冷淡。在这种环境中生活的孩子,很容易养成许多不良行为。要纠正孩子的不良行为,父母一定要有爱心,这样孩子才能正常接受教育。

6.适应批评

对低智儿的教育应以正面教育为主,因为许多错误是由于他们不理解而犯的。但是对于他们危害他人安全或对自己有伤害的行为,如经常打人、撞头等,必须要批评。对低智儿的批评要考虑他的接受能力,否则会毫无效果。

7.稳定情绪

这是纠正低智儿不良行为的一个重要方法。低智儿的情绪变化很快,难以自控。当他犯了错误时,应等他的情绪平静下来再批评,否则他根本听不进去。在他稳定情绪后,态度要坚定,语气要温和。

8.讲清道理

一般来说,轻度落后以及年龄稍大的低智儿,还是可以接受道理的。即使如此,还必须结合实例(如把一个小朋友推倒了,膝盖流血了等),用极浅显的道理来讲,否则,他们是不理解的。有时,三五次也不见得有什么效果,要抓住机会,反复讲才有效。

9. 四种语言影响心理

研究发现,父母和孩子沟通时的语言对孩子的心理成长有着深远的影响。其中四种不合格语言会影响孩子的心理健康。

(1)专横的语言。当孩子犯错误时,如果父母只知道严厉斥责,这种做法不仅让他无法明白自己错在那里,还会养成他胆小、内向、反抗、倔强的性格。

(2)负面的语言。如果父母经常给孩子一些负面评价,比如"你就是挑食"。那么,孩子就会认可父母的这种评价,他的这种不良行为也会得到强化。

(3)是非不分的语言。若父母经常说是非不分的话,日久天长,孩子就会逐渐形成任性、粗野、不讲道理、懒惰、好吃等不良习惯。

(4)反着说的语言。有的父母喜欢说反话逗孩子玩,但孩子往往会把这些反话当真。

第三节 认知训练

认知活动主要是指以人的思维为核心的认识活动,它是构成人的智力的重要因素。

认知训练的重点是概念的掌握,包括认识颜色、形状、认识自然、人与事、内外环境、时空关系、因果关系及计数等,可结合生活自理及语言训练一起进行。

一、感知觉训练

感觉是对事物个别属性的反应,知觉是对事物各个属性整体的反应。感觉是知觉及其他一切知识的来源。没有感知觉,就不能形成记忆、思维、想象等心理过程,也就不能对事物进一步认识。

1. 视觉

在所有感觉里视觉最为重要。应尽可能地提供视觉刺激,让他看活动的物体、明亮鲜艳的玩具以及成人的面容或几何图形,训练方法如下。

(1)把他抱起来,看周围的人物,这就是刺激他的视觉。在天气晴朗时,把婴儿抱到院子里让他看绿色的叶子、鲜花、大树、来往的行人、叫卖的商贩及车辆等,虽然他还不懂什么,但这会促使他注视。

(2)两眼注视并跟随,当小儿仰卧或侧卧时,将一个会发出声响的色彩鲜艳的玩具放在他眼前约 30 cm 处,摆弄出声,把玩具缓慢地从一侧移向另一侧,边移动边使玩具不断发声,以诱导他用眼睛跟踪物体。然后在不晃动玩具出声的情况下,训练小儿的眼睛上下、左右地追视玩具。

(3)用眼睛跟踪塑料袋里的东西,准备一个无色透明的塑料管,管子里直径约 2 cm,长 15~20 cm,内盛清水,水上放一个能浮在水面上的彩球,然后把管口封住。让小儿呈坐位或俯卧位,轻击小管以引起他的注意。当他确实看到管中的小球时,轻轻倾斜小管让小球从管的一侧缓慢地移动向另一侧。轮流上下左右倒转小管,训练小儿的目光能追视管中的小球向上、下、左、右移动。

（4）认颜色，一般从红色开始，将红色的珠子与黄色、蓝色的珠子各两个混在一起，挑出一个告诉他："这是红珠子、红颜色。"以后让小儿照着这种颜色，找出另一种珠子。进而增加珠子的数量，将所有的珠子均挑出来归类。当小儿学会辨别颜色以后，你则不再出示，仅用语言要求他："把红珠子给我。"让他通过辨别挑选出来。一种颜色基本掌握后再更换另一种颜色。

加大客体与背景颜色的差异，突出客体。如将一只小白兔的图片贴在黑色的底板上；将黄色的香蕉放在蓝色的盘子里等。这样，小儿对小白兔、香蕉就容易观察了。

2. 听觉

听觉是语言的基础，丰富、悦耳的声音环境是对儿童最好的听觉刺激。

（1）听各种声音，如悦耳的铜铃声、轻轻的手揉纸声、温柔地呼唤他的名字声等，让小儿感受各种声响的特征。在与这类婴幼儿说话时，尽量变换音调，或高或低，或轻或重，或急或缓，让他们辨别。

（2）寻找声源，在小儿的视线外摇响哗啦棒，引导他转头寻找声源。反复更换声音的方向、远近和强度，以不断提高小儿对声响的敏感性，以及寻找声源的反应速度。

3. 触摸觉

感受人体自身姿势、动作、运动速度等各种变化的是动觉。感受外界机械或温度等刺激的是皮肤觉。而动觉和皮肤觉的联合即触摸觉,它可使人感受轻重、软硬、弹性、光滑与粗糙等属性。

人的手是一种特殊的感受器,动觉和皮肤觉在人手上结合,使人手成为重要的认识器官。当手眼协调能力出现后,在视觉的基础上触摸觉参与了,就会对事物产生更精确的辨别。

(1)用手摸东西,事先准备一些质地不同的玩具或物品,如柔软的毛巾,长毛绒制作的动物,较硬的积木、小勺等。让小儿分别来触摸这些物体,并告诉他哪些是软的,哪些是硬的,哪些是光滑的,哪些是粗糙的,然后要他指出来,以训练手的触摸觉。

(2)以不同的方式触摸孩子,时而轻拍,时而敲击,时而挤压,让他有不同的皮肤觉经验,强化自我意识。

(3)轻重、大小、冷热的比较。准备两个大小不一而外表相同的球、两个塑料瓶,一个盛热水,一个盛凉水。两个链子:一个是塑料的,一个是金属做的。先把其中的一对给儿童,让他去摸,去玩弄,同时告诉他两者之间的区别,鼓励他去抓握、摆弄,然后再换另一对物体。触觉刺激重点在于接触刺激物,让儿童通过抓握、抚摸、移动不同的物体,来逐渐地认识它们之间的区别。

二、注意力训练

注意是心理活动的指向和集中。儿童学习离不开注意。正常小儿有预见性的有意注意是在 3 岁以后逐渐发展形成的。

智力低下小儿的注意力不集中,有意注意缺乏,表现为注意时间短,且易分散。训练应贯穿于语言、精细动作及认知活动之中,并注意以下三点事项。

（1）检查学习内容是否过难或过易，这些都会让小儿觉得没兴趣，因而不注意听讲。应把学习内容变浅或加深。兴趣是小儿注意事物的前提。

（2）训练时要反复提醒他，并可用事物引导他的注意力，尤其在训练者面对面教学时，可要求他："看着我的眼睛！"这样有助于集中他的注意力，稍有进步须立即表扬。

（3）在训练时尽可能地使用游戏的方式，使小儿保持情绪愉快。游戏中还可利用放大镜看昆虫，听耳语等方式来强化儿童的注意。

三、记忆力训练

记忆是一种心理过程，是外界事物和自己的思维在大脑里形成的条件反射被牢固地保留下来，以后再重新出现。记忆包括三个方面，即识记、保持和再现被感知过的东西，是构成记忆过程的三个基本环节。记忆在儿童学习过程中非常重要，它是知识积累的必要条件。

1. 取物品

事先准备好几件玩具或物品，放在室内显眼的地方，告诉他："你把小猫拿来。"当他取回来后立即给予表扬。接着又说："把球和娃娃也拿来。"甚至提出三件物品的要求，来训练他短时记忆的能力。也可改为游戏的方式，要求他："把小猫放到椅子上，娃娃放在床上，球放在床下。"通过一连串的指令以增加难度。

2. 传话游戏

你可通过小儿来传递一些信息,如对小儿说:"去告诉妈妈,爸爸请你进来。"让他重复 1~2 遍后,让他走到外屋告诉妈妈:"爸爸请你进来。"从短的句子开始,逐渐增加句子的长度。

3. 认物认图

幼小儿童的记忆主要是再认。成人拿着苹果告诉他:"这是苹果、苹果。"第二天再拿苹果时,他可能有似曾相识之感。再教他:"这是苹果。"经常反复多次教给他这一物体的名称,直到他能很快地指出或说出苹果或其他物品的名称为止。图片的教法也是如此。这是训练长时记忆的基本方法之一,但需注意对幼小儿童所用的图片要大一些,每张图片只有一幅画为好。

4. 调动学习动机

如变化学习内容的通道,有时给他看一张图画,有时给他听一听声音,有时让他摸一些东西。使小儿感到新鲜,能集中注意力看,能集中注意力听,以加深他们的识记。

5. 背儿歌

教小儿背儿歌是家庭中常用的训练。指导者需边说边表演,以引起小儿的兴趣,并反复训练,直到小儿能自己说出。并且尽可能寻找机会让他表演,以巩固记忆。

低智儿童早期记忆是以无意记忆为主,首先是训练时要用玩具和游戏的方式引起他的注意和兴趣,必要时还可给予强烈的刺激。

四、思维能力训练

患儿由于大脑功能损伤,大多数伴有语言发育障碍,所以思维的发展也较缓慢。小儿的思维基本属于动作思维,对他们进行思维训练时,要考虑这个特点,让他边干边想,以实际行动解决直观具体问题。常用的训练项目如下。

1. 图片分类

可按水果、蔬菜、动物和交通工具等大类分别准备一些图片。先让小儿认识图片上物体的名称。开始可以从水果教起。例如,桃、苹果、香蕉和梨等。最后归纳起来告诉他:"这些都是水果。"然后让他从图片中挑出"水果"。挑选时仍要不断提示,直到能将图片分类归纳正确。

2. 认出残缺物品损失的部分

可自制一些残缺物品的图,如没有提把的水壶、缺齿的梳子等,让小儿一张一张仔细看,找出图中缺失的部分。如果小儿未能发现缺失的部分,可提问他:"壶少了什么?"手指点图中缺失部分提示他。小儿只要有一点表示就应表扬、鼓励他继续下去,说清楚缺失部分。

3. 排列顺序

事物的进程有两种:①自然顺序,如一朵花,从花苞到花朵,这个过程不会改变;②如两个小朋友在一块儿玩,一个小朋友打了另一个小朋友,老师来了,批评打人的小朋友,打人的小朋友向被打的小朋友说"对不起",两个人又一起玩了。

训练5岁以上的患儿,开始可以利用生活中的自然顺序,比如让小儿回答:"××完了以后干什么?""起床—坐好—洗脸—吃早饭"或"收拾玩具—洗手—坐好—吃午饭—睡午觉"。然后把有这套内容的图片给他看,让他按先后顺序排列好。

4. 木珠分类

准备三种不同形状、不同颜色的珠子,每种4个,分别放在三个容器中。先把两种珠子拿出来放在桌子上混在一起,拿出其中一种放到容器中,让孩子找出桌面上与此相同形状的另外3个珠子。以上两种熟悉后,另加一种练习,把3种珠子混在一起让他分类,让他通过形状和颜色的比配而迅速、准确地分类。

5. 回答问题

开始可问一些简单的问题,例如:"什么会飞?"训练者接着可问一些难一点的问题:"小鸟为什么会飞?"帮助他推理判断。通过与小儿的一问一答,启发他想问题、找答案。

五、数的概念和计算能力训练

数的概念是儿童体会数量的不同所做出的认知和反应。如多与少、长与短、高与矮的认知,以及对成人言语要求拿出1个或2个、3个的反应。

掌握数概念后即可进行加减运算。一般先做实物加法和实物减法。如:"你有两块糖,爸爸又给你一块,共有几块糖?""你有两个桃,吃了一个,还有几个?"同时理解数的组成。

1. 点数

把 3 块积木或糖块排成一行,让孩子学习用手指点着数。开始时可能手点的和口说的不一致,你要帮他一边点数一边口说数字。"这是 1 块糖,这是 2 块糖,这是 3 块糖……"每当该子点完后可问他:"一共几块?"提醒他说出总数。当孩子手口一致地点出数后,可立即给予表扬,对于急躁的孩子最好用食物做此训练,要求他点了就可以吃。最后要求他手口一致点数至 5,并能说总数。

2. 辨别多少、长短与高矮

利用一切机会向孩子表明多少,开始时你先对他说:"某某多"和"某某少"。如果包好的饺子放在大面板上和小面板上,对孩子说:"这边的饺子多,那边的饺子少。"或将煮熟的饺子盛在一个大盘子里和一个小盘子里,对孩子说:"大盘子里饺子多,小盘子里饺子少,你吃完了小盘子里的饺子,从大盘里夹。"同样的道理,可用短棍子与长棍子作比较,让孩子辨别长与短,还可通过与父母比谁高来理解高与矮。

3. 理解 1 个、2 个

把 3 个相同的物品,如糖块,放在小儿面前,训练者边放边说:"这是一块糖,又有一块糖……"然后从 3 块糖中拿起一块让他看着说:"这是一块糖,给你一块糖。"让他玩一会儿再要求他:"给我一块糖。"如果他把所有的糖都给你了,就不接受,让他只拿一块给你。再用积木、筷子、扣子等物品重复以上步骤。当他学会拿一件物品后,训练者可试着用同样的方法训练他拿出两件物品来。

4.用唱儿歌的方式数数

会口头数 1~10,知道 1 后面是 2,2 后面是 3……这时可以用说儿歌或唱儿歌的方法来教。

认知发展包括各种认知因素之间交互作用的复杂过程,应注意以下三点:①了解目前的认知水平,针对具体情况制订训练计划;②幼小儿童的认知能力处于感知—运动阶段,大一点的儿童对外界刺激物有比较好的分析、综合能力,有将刺激物分解与重新组合的能力,这时方能训练;③小儿认知能力与其语言能力关系密切,很多方面相辅相成,因此进行认知训练的同时给予语言训练。

第四节　社会行为训练

社会行为对学龄前儿童来说主要指与人交往的行为。社会基本行为训练的内容有注视别人的面孔,认识自己的面孔,模仿他人,表示需要等。

一、社会基本行为训练

对婴儿进行行为训练时要注意两点:第一是要提供一个良好的环境,有他的亲人(如母亲)无微不至地关心及照顾他,使他身心平衡发展;第二是社会性模仿。

1.注视母亲的脸

让婴儿躺在小床上或由母亲抱在怀中。母亲微笑着与孩子说话或轻声唱歌,诱导孩子望着母亲的脸与眼。可唤小儿的名字,当他看着母亲的面容时,要给以微笑或亲亲他。母亲唱歌、说话的声音要温柔,面部要有表情。当孩子开心地笑或有发声反应时,母亲一定要亲吻他表示赞赏。这种训练也可由爸爸来做,还可利用一些娃娃来吸引婴儿。经常去望别人的面孔,通过目光对视,建立与人交往的基本技巧。

2. 对镜中影像微笑和发声

将婴儿抱在镜前或让他趴在镜前,使他能看到镜中的自己及他人。你先用手指镜子,引起注意。也可给他戴上色彩鲜艳的帽子或做其他的事,让孩子对镜中的影像很有兴趣,以便诱发他对镜中人像微笑或发声,或让他手舞足蹈更开心。

3. 用动作表示与人的关系

从1岁左右开始训练用动作表示与人的关系。比如:用拍拍手表示"欢迎",用摇摇手表示"再见",用作揖姿势表示"谢谢"等。孩子2~3岁时要教育他与小朋友友好相处,不打人,不纠缠大人,有玩具大家一起玩,父母下班回家递拖鞋,老人看报时要递眼镜、送报纸等。

4. 传递物品

把一件好拿的东西放在孩子手中,当他拿住后再对他说:"给我。"让他再递给你。对稍微大的孩子,让他们围坐成一个圈,玩击鼓传花游戏。

5. 依指示说"请""谢谢"

在一定场合要经常示范用这些词句,当要求小儿做事时,也要用"请""谢谢"等字眼。比如,"请开门""谢谢"等。以后再遇到一定的情景时,再教他说这些词句,并让他重复,渐渐地去掉示范,转为暗示:"你忘了说什么呢?"如果他表现得很有礼貌,应多加夸奖他。

二、社会交往技巧训练

智力低下儿童社会交往能力的训练主要是与人合作、分享、轮流等候、服从指示,认识邻里、街道、公园、家庭,学习社会礼仪等。

1. 摸成人的脸

让小儿躺着或背东西坐着,成人在距他 30 cm 处和他说话,并拿起孩子的手放在成人的脸上,帮助他摸成人的面部,边摸边说:"这是鼻子,这是耳朵……"与其培养亲密的感情。当孩子会主动摸成人脸时,或可用布娃娃或玩具狗等具有立体结构的玩具,鼓励孩子去摸,从而培养他与人交往的能力。

2. 藏猫猫

藏猫猫游戏是一种非常好的与人交往的游戏,能增加孩子的思维能力及运动能力。

对幼儿可以拿一块小手帕遮在他面前,然后突然拿开,对他说:"猫猫。"这时不仅可以逗他笑,还可以让你与他的眼睛对视,这是一种较好的交流方法。

对于已会走的孩子,则要玩"藏猫猫游戏",找一个安全的地方。

如在两个房间里玩时,可以藏在桌子后面,但千万别藏在柜子里。在野外玩时,千万注意避开河流、水坑或水井、枯井等。也可找几个小朋友一起玩藏猫猫,一定玩得更高兴。

3. 与小朋友一起玩

开始要让孩子与一个小朋友一起玩,如玩皮球、小汽车等。让两个孩子相对而坐,相互把球滚向对方,或把小汽车推向对方。

让两个孩子玩翻绳游戏,不仅练习了手的动作,而且使两个孩子密切交往,成为伙伴。

找3~4个小朋友一起玩,让一个孩子把玩具分给小朋友,然后再一块儿玩,如每人一个小汽车,大家按秩序从一个"站"开到另一个"站"。让孩子开始锻炼"排队"玩,这是学习游戏规则的开始,也是教孩子规矩的开始。之后,可以带孩子们到公园排队玩滑梯等。

4. 说"谢谢"等礼貌用语

让孩子帮你办任何一件小事时,不论他办得好坏,只要他帮你了,你都要对他说一声"谢谢"。

让孩子玩过家家时,爸爸回来了,让孩子说:"爸爸好。"爸爸早上上班时要说:"再见。"待早晨爸爸妈妈上班或出门时,要主动向孩子说:"宝宝再见!"

只要成人时刻不忘记礼貌用语的榜样作用,孩子就会潜移默化地模仿。

5. 招待客人

礼貌待客是交往能力训练的一个重要方面。家里来客人时,父母要教育孩子向客人问好,并嘱咐他给客人拿糖果。如果来了小朋友,就教孩子与小朋友拉拉手,给小朋友拿玩具玩。以后逐渐减少示范,只要提醒他:"应该说什么呢?""给阿姨拿什么吃?"如果孩子能礼貌待客,应当着大家的面夸奖他的进步,鼓励他主动去做好。

6. 孩子与成人谈话

利用一切机会让孩子与成人谈话,如在家庭中商量外出时,可以问孩子有什么要求:"你说今天咱们去哪儿玩?"当孩子的回答与你们的计划基本接近时,可以按他说的去做。

晚上,全家人都在时,可以谈些孩子能听懂的事情,让他也加入谈话的行列。对上学的孩子,可以问他当天学校里的事情,让孩子感到他也能向全家人讲有趣的事。

开始时,孩子讲不清楚或说错了,也不要嘲笑他,而是和善地帮他纠正,他说对了,马上给予表扬。

7. 培养孩子的良好习惯

著名的教育学家叶圣陶先生说:"什么是养成教育? 简单地说,就是要养成习惯。"所以说,养成教育也就是要在各方面培养孩子的良好习惯,教会孩子生活和做人。一个人养成的好习惯,一辈子都将受益;养成一种坏习惯,一辈子都还不清它的债务。

一个聪明的孩子,如果没有养成认真、细致、严谨的习惯,就无法想象他能在任何领域做出骄人的成绩。而一个勤恳踏实的孩子,也许天分并不聪颖,却可能在人生博弈中脱颖而出,再加上良好的人际关系、处世原则,更会让他如虎添翼。

（1）一切从好习惯培养开始。养成教育是一辈子的教育。智育是培养良好的思维习惯,德育是培养细小的行为习惯,素质教育则是更多地体现在做人的细节上。孩子是一张白纸,培养孩子就是培养他的好习惯。大量事实证明,习惯是一种顽强的力量,可以主宰人的一生。孩子的一切都从好习惯培养开始。

英国人普德曼说:播种一个行动,你会收获一个习惯;播种一个习惯,你会收获一个个性;播种一个个性,你会收获一个命运。可见从小事做起,培养好的生活习惯,对孩子的健康成长意义重大。

孩子从小养成独立做事的好习惯,会有始有终,有条有理,而且把这些好习惯迁移到学习中,能促进学习进步。孩子体会到父母的艰辛,学会珍惜劳动成果,感恩父母,尊敬老人。这些人生必备的品德,比智力开发还重要。

育子是一个系统工程。祖辈与父辈要协调一致,齐心协力,处处留心。教育人的道理,一半是讲出来的,一半是做出来的。榜样的力量是无穷的,以自己的模范行为影响和教育孩子,才有助于孩子良好习惯的培养。

（2）好习惯养成绝非一日之功。其主要原则是:起点低、严要求、小步子、快节奏、多活动、求变化、快反馈、勤矫正。

好习惯养成关键在前三天,决定在一个月。父母要充分尊重孩子,让孩子做好习惯的主人。

（3）通过好习惯培养铸造品格。教育就如海上行船,必须按正确的航线行驶,否则,就有触礁沉没的危险。人的品质决定了人的发展方向。家庭教育的核心任务就是培养孩子成为真正的人,但人格的培养通常很难落实到具体操作上来。

不过,研究者发现,习惯与人格相辅相成,习惯影响人格,人格更会影响习惯。正派、诚实、责任心、爱心、合作精神,讲究效率等品格,都可以通过好习惯培养来铸造。

教育孩子并没有父母想象的那么复杂,抓好了亲子关系、好习惯培养启发、学习兴趣这三件事,父母成为杰出的父母,孩子成为杰出的孩子,都不是遥不可及的梦。

21世纪不仅是知识的较量,也是人格的较量。培养儿童良好的习惯和优秀的品格,会使儿童终身受益,使他在将来的社会中担任重要角色,成为强者,而不是"夹着尾巴做人"。

第五节　生活自理能力训练

智力发展的三个因素是:遗传(相当于种子),环境(相当于土壤),教育(阳光、雨露、肥料)。低智儿童由于大脑神经系统的缺陷,生活能力、学习能力、思维能力,大大低于同龄儿童;饮食方式、个人卫生、社会风格习惯等许多知识和技能,对正常儿童来说,无须特别的教育,在生活中能慢慢地模仿而掌握,但对低智儿童来说,不经过康复治疗,没有系统科学的特殊训练,是无法掌握这些知识和技能的。

一、进食的训练

在训练小儿用勺吃饭时,由于他们的神经系统功能障碍,手眼协调能力差,拿不住勺子或不能把食物送到嘴里,要想掌握这些知识和技能,关键在于坚持训练。

1. 吃糊状食物

开始喂食前,先让孩子看一看小碗中的食物,引起他的食欲。在学会吃流食的基础上,再学会吃糊状食物,包括香蕉泥、苹果泥、菜泥、土豆泥和淀粉糊等。开始时往糊状食物中加些水、糖、盐和醋类交替喂食,可培养孩子逐渐喜欢上各种味道。

采用小塑料勺,以免又凉又硬的食物引起孩子的不愉快情绪。逗孩子张开嘴,如果他不肯张开嘴,坐在对面的成人要把嘴张得大大的给他看成人是怎么用勺吃饭的。

把稍稀一点的糊状物用小勺送到孩子嘴唇上,让他先尝到一点食物的好滋味;也可以用手指轻轻拉一点下唇,把食物送入孩子口中。

给孩子喂糊状食物时,切记不要把糊状物用力"塞"向上颚处,而是喂到舌头上,让孩子自己吞咽。把食物"塞"向上颚处是喂食过程中常犯的错误。

2. 吃半固体食物

半固体食物包括淀粉馒头、特制饼干等。这是为了让孩子学会咀嚼和吞咽。

将固体食物喂进孩子口中,如果他不肯咀嚼,你要用手指轻轻按住他的上唇,另一只手放在他的下唇。放在下唇的手指促使下唇轻轻上下移动,使他咀嚼。

为了让孩子学会咀嚼,食物的味道要好一些。每餐开始,在他有饥饿感时训练先咀嚼一会儿,再给吃点稀的食物。这样一直训练到孩子每餐都会咀嚼食物为止,而不是吞咽。

3. 用勺子吃东西

给孩子准备较深的碗或碟,大柄的勺,勺本身不可太大,勺底要浅。家长坐在孩子后面靠近持勺的位置,扶着孩子的手腕用勺子在碗内舀出食物,并送向口中,边送边提示他:"张嘴,吃饭!"放开扶着孩子的手,让他自行将勺放入口中,轻拍他的手腕,让他闭口,把勺从口中抽出,再扶着他的手腕,将空勺伸向碗内,同时提醒:"再舀一勺!"

开始训练时可用半固体食物,如稠淀粉糊、菜泥,便于孩子舀起不易洒出,最好选择孩子饥饿时进行训练。孩子在学习用勺子吃东西的过程中,可能弄得很脏,需耐心引导,必要时抓住他的另一只手,避免他将手伸进碗里。

4. 一只手拿杯子喝水

在学会了用双手拿杯子喝水之后,才能开始训练孩子用一只手拿杯子喝水。准备两个一模一样的小把缸子,家长一个,孩子一个。家长先在孩子面前用一只手(多用左手)拿起小把缸子喝水,让孩子用一只手(多用右手)拿起小把缸子喝水。如果孩子不会或不肯这样做,家长仍然站在孩子后面,把着孩子的小手,教他喝水,并且在孩子喝水后,轻轻扶着他的手把缸子慢慢放在桌子上。以后逐渐减少成人的帮助。

为了使缸子里的水不洒出来,开始时缸子要少放些水,待他学会了用一只手拿着杯子喝水后,再增加水量。

5. 使用筷子

4 岁以上的孩子可准备两双筷子,家长一双,孩子一双。家长先做示范动作给孩子看。在孩子对面,家长用左手,孩子用右手。家长在孩子身后,则是家长和孩子都用右手。家长夹起食物可以放在孩子口中,也可以放在自己口中,让孩子知道筷子是吃食物必不可少的工具。

除了口头教孩子外,必要时还要手把手地教他。当他学会了自己用筷子时,不管他是将食物夹起还是叉上,甚至是用筷子把食物扒拉在嘴里,都要表扬他,鼓励他继续用筷子吃饭,洒一些也别斥责他。

开始时应选择一些容易夹起的食物,如带叶的蔬菜等,待孩子熟悉了筷子的功能后,再让他用筷子吃面条类食物。

二、大小便的训练

1. 坐盆

每次都用同样的语言让孩子坐盆,训练"嘘"声和姿势,以及排小便的条件反射。孩子听到嘘声,看抱成两腿叉开的姿势,有小便时就会排出。对大点的孩子说"嘘嘘吗?"拉着他到盆前或马桶前,帮他脱下短裤让他坐盆,但要记住,每次不要超过 5 分钟,不要让他养成坐在便盆上玩的恶习。

当然,选择让孩子坐盆的时间都应是孩子最可能排便的时间,女孩子排大小便都应坐盆,男孩子只有在排大便时让他坐盆,排小便则应让他站着撒尿。男孩太小或站不好时,应用一个把缸子或瓶子给他接尿,一旦能站立好,一定让他自幼站立撒尿,自幼养成男孩站着撒尿的习惯。

如果孩子不肯坐盆,你要用讲故事、奖励小玩具等方法鼓励他。每天应在固定钟点坐盆,这样容易养成自幼定时排大小便的好习惯。

2. 用语言和动作教孩子上厕所

时刻都要观察孩子表示要大小便的情绪,如拉裤子、坐立不安等。这时你要问孩子:"撒尿吗?"拉着他的小手上厕所,帮他脱裤子。每当他到厕所排尿后,都要表扬他。

每次都用同样的语言和动作帮他上厕所,因此,成人应有意识地多讲这类话,如成人上厕所前也说:"我要尿尿去啦!"一旦孩子学着说"尿尿"或"嘘嘘"时,一定立即放下手中的活儿,拉着孩子的小手上厕所。

只要孩子主动说出"尿尿",一定奖励他,可以给点小食品或拍拍、亲亲他的面部,以示赞扬。

当孩子已能坚持 2 小时才排一次小便时,你要定时带孩子上厕所排尿。进入厕所排尿时间不能超过 5 分钟。训练孩子上厕所大便的时间应在早餐后或早晨刚起床后。

3. 自己上厕所大便

给孩子穿有松紧带的裤子,以便训练。开始时陪孩子一路到厕所,让他走在前面,直至进入厕所内。你做口头提示:"拉下裤子,坐在桶上。"当孩子解完大便以后,要让他知道,做好便后处理。用卫生纸擦净肛门,擦时先按摩肛门片刻,使肛门括约肌尽快回纳,然后另换一块卫生纸按先周围后中间的顺序擦拭。

女孩子应先擦会阴部,然后再按顺序擦拭,再指导她提上裤子,并引导她去洗手。要反复进行全过程的训练,还可让孩子互相观察上厕所的情况。

三、穿脱衣服的训练

正常小儿一岁左右,成人给他穿衣、穿鞋时,他会用伸胳膊抬脚来配合;2 岁时会脱外衣、袜、鞋,会用母子扣,会用拉链;4 岁时会脱毛衣裤、厚棉衣等。低智儿童到六七岁往往都不会穿脱衣裤。

1. 配合穿衣服

将衣服的袖子或裤腿放在接近孩子的手脚处,为鼓励他自己伸进袖子,可以像做"藏猫猫"游戏那样对他说:"小手哪里去了?""啊,在这儿呢!"边说边拉出他的小手。

如果孩子不肯主动伸进小手,家长可以拉住他的肘部,帮他伸进去;如果不肯伸出来,家长可以把手伸进袖中把小手拉出来,以后慢慢减少帮助。为了消除孩子的抗拒行为,家长可以一边唱歌一边帮他穿衣,动作不可太快,亦不可太慢。还可利用做游戏的方式鼓励他伸手入袖,如这样说:"你的手呢？喔！在这里!"逐渐使他在穿衣时手脚主动配合。

2. 脱鞋、穿鞋

开始时,要选用稍大些的松紧口便鞋。起初要把孩子的鞋脱至脚尖处,让他接着脱;再多穿进一点再脱,直至学会脱鞋。家长假装脱不下鞋了,要孩子帮忙把鞋脱下来,家长一定要谢谢他。仍用较大一点的鞋,放在孩子脚前,把鞋大致穿好,只留下脚后跟处,再让孩子穿进去。教孩子用拇指与食指提鞋帮,可以手把手地教他如何拉鞋帮。

如果他能穿到脚跟处,下次家长就仅把鞋穿上一半,让他继续穿。接着,仅把鞋给他穿到足尖处,让他继续穿。逐渐减少家长的帮助,直到他完全学会。开始采用不分左右脚的鞋,待孩子学会了穿鞋,再分左右脚。分左右将在认知中学习。

3. 脱帽、戴帽

让孩子看家长戴帽子、脱帽子的动作,然后把帽子拿给他,让他戴上、脱下。

孩子要是不会,把他带到镜子前,让他对着镜子脱脱、戴戴,他会很高兴。

4. 穿、脱衣服

让孩子知道穿、脱衣服是他每天必做的事。鼓励他自己穿衣服,开始时最好用短袖、衬衫做示范给孩子看,再帮他穿。帮孩子拿着衬衫,让他先伸一只袖子,再伸另一只袖子。把展开衣襟的衬衫放在矮桌子上,让孩子伸向袖子,帮他拉一下衣领、穿好衬衫。孩子穿好一只袖子后,把着他的手把未穿上袖子的一侧衣襟拉住,再让他自己用穿上袖子的手接替这只手拉住衣襟,穿另一只袖子。这个动作较难,需耐心多教几天。

四、洗漱训练

1. 刷牙

家长刷牙,让孩子模仿刷牙的动作,开始要握住孩子的手帮他上下刷,里外刷,待他学会刷的动作,逐渐减少帮助。

让孩子对着镜子刷牙。他刚学着刷牙时,蘸着水刷,少放牙膏。每天让孩子刷两次牙,最好家长与孩子一起刷。在时间上应大致固定在早饭前和晚饭后,让孩子养成习惯。

把牙刷、牙膏、牙缸放在孩子容易拿到的固定处,教会他挤牙膏并收起牙膏等动作。

2. 洗手、洗脸

把洗手洗脸用的小毛巾、香皂放在固定的地方,与孩子一起洗手,把手洗干净后,再洗脸,边洗边教孩子,用语言指导他与自己一起做。如果他做不好或不会做,需要手把手教他。

带孩子到水龙头处,让孩子自己开水龙头,接着,先洗手,再洗脸,洗完关闭水龙头。教孩子从水桶中往脸盆里倒水。教孩子拧干毛巾,拧不太干也不要紧。他不会拧时,把着他的手拧,逐渐减少帮助。为了孩子的健康成长,应让孩子自幼用冷水洗手洗脸,以增强耐寒力。

3. 梳头

让他看镜中家长的动作,然后扶着他的手接着梳下去,让他体会梳头的动作。让孩子给娃娃梳头,以便顺利地学,要逐渐减少成人的帮助。

教女孩子梳稍长的头发时,要先把缠在一起的头发理顺一下,再让她自己梳。待孩子学会梳头后可以教她带梳发卡或发带,并夸她:"好漂亮啊!"男孩子学会梳头后,也同样要说:"好精神啊!"

4. 调水洗澡

把水盆中放入凉水,告诉孩子这水洗澡太凉,要加些热水,开始往水盆中加热水,让孩子用手试一试水温。告诉他这样的温度可以洗澡了。

如有条件洗淋浴,一定要教孩子先开冷水,再开热水,而且要伸手去试水温,调至合适水温。开始时,仍需手把手教他,并多次反复,直至完全学会。洗完澡后要教他先关热水再关冷水。

五、训练注意事项

1. 小步子(分解动作)

例如,用勺吃饭的内容,可分为餐前准备、进餐和餐后处理三个步骤,而在进餐过程中,勺在口中这个动作又可分为"用勺舀起饭—送至口唇—张口—含住饭—勺撤出"一系列分解动作。

2. 反复练习

患儿的感知觉、动作能力差,学会这些动作很费力,需经过练习才能达到目标。

3. 程序化

训练内容按一天生活的规律组织好,使之程序化,让孩子去做。如早晨起床后穿衣服、穿鞋袜、刷牙、洗脸、梳头和吃早饭。让一系列生活自理活动,按一定的顺序有条不紊地进行,孩子一项接一项按秩序地学与练,强化这一程度,以养成孩子良好的生活习惯。

第六章　低智儿童的学校教育

第一节　低智儿童的教育

一、低智儿童的教育目的

1987 年,国家教委下发的《全日制低智学校教学计划》中,对培养目标和任务做了以下规定:认真贯彻德、智、体、美全面发展的方针,从低智儿童身体和智力的实际情况出发,对他们进行相应的教育、教学和训练,有效地补偿其智力和适应行为的缺陷,为他们成为有理想、有道德、有文化、有纪律的社会主义公民,适应社会生活,成为自食其力的劳动者打下基础。

二、低智儿童的教育形式

我国低智儿童的教育形式有三种:①独立的低智儿童学校;②附设在普通小学的特殊班(辅读班);③低智儿童进入普通小学随班就读。截至2019 年,我国已有特殊教育学校2192 所,覆盖全国31 个省份。2019 年全国招收各种形式的特殊教育学生 14.42 万人。根据教育部发布的《特殊教育学校建设标准》，新建特殊教育学校应根据当地经济社会发展规划和特殊教育事业发展规划、城市规划（或镇规划），结合人口规模和人口密度、残疾儿童少年数量等要素合理布局，应独立设置，宜建在县级及以上的城镇。

特殊教育学校学制为 9 年，学校实行"六三"学制，学生入学年龄一般为 7 ~ 9 岁，学生年龄一般不超过 18 周岁。特殊教育学校不实行考试或留级制度。教师根据平时观察、课堂提问和作业考查等，对学生的学习成绩做出评价。

三、低智学校的课程

低智学校的课程包括 6 个方面。

（1）常识：对低智学生综合进行思想品德、文明礼貌、遵纪守法教育，及生活、社会常识教育，培养学生有良好行为习惯和适应生活的能力。

（2）语文课：要求学生识字、写字、说话、阅读、作文等；能表达自己的思想情况，会写一般的应用文；要求加强说话训练，矫正语言缺陷。

（3）数学课程：讲一些基础的教学知识，使他们能运用数学知识解决生活中的一些简单实际问题。

（4）劳动技能：包括自我服务能力，家务劳动、公益劳动，制作劳动和简单生产劳动的教学训练；要求学生具有生活自理能力和劳动习惯,掌握从事家务劳动、简单生产劳动的初步技能。

(5)音乐课程:教给学生初级的音乐知识和技能,还要通过音乐游戏和律动训练,矫正其感知障碍与动作缺陷,促进身心和谐发展。

(6)体育:包括体育教学和体育活动。要求培养学生大肌肉群活动能力、反应能力和协调平衡能力,刺激大脑活动机能的发展,培养学生的卫生习惯和锻炼身体的习惯。

总之,课程设置与编排比较符合我国的国情,既重视低智儿童的特点,又与我国社会主义整体教育一致。

第二节 低智儿童教育以德为首

低智儿童由于认识能力差,认识发展迟缓而导致情感发育落后,他们经常受到周围人的指责、讽刺和打击,不能享受关爱,更不能表达自己对别人的爱。他们的自尊心、自信心受到了严重的挫伤。通过教育活动,激发他们潜在内驱力,调动积极的心理因素,产生对学习、劳动和活动的兴趣及需要,懂得基本道德观念,养成良好的行为习惯。

一、人格教育

人格教育即自尊、自爱、自信的教育,其目的是使学生通过教学了解自我,认识自我,懂得美与丑、善与恶的是非观念,学会如何尊重自己与他人,正确处理自己和集体的关系,这样才能赢得他人的尊重和社会的认可。

1. 培养自尊心

由于低智学生明辨是非的观念差,不知尊重自己,常出现一些被人取笑的动作,或蓬头垢面,衣冠不整,体现不出青少年的精神面貌。我们通过讲文明礼貌用语、看行为规范的短片,检查并背诵文明礼貌用语等宣传活动,从各班选出行为举止较好的学生进行训练,掌握坐、立、行走的正确姿势,以后示范表演,树立正面形象,还开展"谁的衣服美""谁的行为美"等活动,逐步增强低智学生的自尊心。

2. 树立自信心

开展生动有趣的比赛活动,如讲故事、朗诵、口算、拍球、穿衣、售货、文明礼貌用语、智力竞赛等。比赛根据年级及智力水平分层进行,所以每个学生都能参加,均能体验到成功的满足感。当学生受到表扬,领到心爱的奖品时,自豪感油然而生,自信代替了自卑。

二、与人友好相处

团结友爱教育是集体主义教育的核心,学会与人友好相处是低智儿童适应社会的基本功。

1. 树立榜样

开展"英雄事迹知多少"的竞赛,大力宣传英雄模范事迹和团结友爱的意义,宣传同学中涌现的好人好事,为学生戴红花照相,上光荣榜,号召大家学习,使学生学有榜样,行动有方向。

2. 明辨是非

采用创造情景的方法,有学生把同学中普遍存在的问题表演出来,以后在老师指导下一起分析对与错。经讨论分析,老师讲正确的做法,让学生示范表演,有利于模仿学习。

3. 激发上进

各班根据自己的实际情况制定措施,开展"看谁进步快""看谁好事做得多"的评比活动,利用校会及时表扬各班的好人好事,激发学生的上进心。

4. 深化教育

低年级主要开展讲故事、做游戏的活动,中年级把学过的课文改编成木偶戏搬上舞台,把本班的好人好事编成文艺节目,高年级学生走向社会,展开"心中由他人"的活动。在活动中,同学们不但学会了本领,而且进一步懂得了团结友爱的意义,也提高了与人交往的能力。

三、组织纪律教育

没有纪律的约束就不能养成良好的习惯。学校建立严格的检查评比制度,每月公布检查的重点,发现问题及时纠正。学校对表现突出的班级发放流动红旗,通过纪律教育和检查评比,学生们的组织性、纪律性加强了,课上、课下建立了良好的秩序,2~8年级学生均在没有老师的情况下安静地自习,大多数学生能够遵守纪律,使班集体的形成得到了保证。

四、爱国主义教育

要让学生懂得我是中国人,热爱自己的祖国,长大了要为祖国做贡献。鉴于低智儿童思维具体的特点,坚持每周一举行庄重严肃的升旗仪式,选举模范标兵做升旗手,抓住国旗下讲话时机,向学生进行热爱党、热爱社会主义、热爱祖国的教育。教育学生热爱红领巾,要用实际行动为国争光。当动员向灾区捐款时,低智学生毫不犹豫地交出自己的零花钱、铅笔、橡皮、练习本和文具盒等。还利用重大节日宣讲祖国的成就,激发学生的爱国热情;访问先进残疾青年,慰问军烈属,接受多方面的教育,引导学生积极进步、努力锻炼才干,做自强自立、对社会有用的人。

学校应千方百计创造条件,鼓励、帮助低智学生参加学校组织的一切活动,如参观天安门升旗仪式、庆祝活动、春游、艺术节、合唱音乐会、科技节目及各项评比竞赛等。使他们享有与普通儿童同等的权利,认识自我价值,体验成功的喜悦,从而增强自信心、自尊心。

第三节　劳动是低智学生成才之路

劳动是人类幸福的源泉,劳动是无上光荣的。劳动实现了由猿到人的进化,使人告别了茹毛饮血、刀耕火种的蒙昧时代。劳动是产生一切物质财富的源泉,是产生一切生活资料和生产资料的源泉。人就是通过劳动改造自然,并且在劳动中改造和发展了自己。

我们说的人才,不是什么天才,而是人民之才,是人当中各行各业有才能的人。这样的人才问题,只有在社会主义下才提出来,是个崭新的问题。低智学生由于大脑受损伤,适应社会能力差,不可能成为复杂脑力劳动的人才。但通过教育和训练的强化,挖掘其智能方面的潜力,学到一定的文化知识与劳动技能,养成热爱劳动的习惯,长大后成为在社会上从事某些方面的工作者,成为一名劳动人才,为实现我国现代化建设出力。

苏联教育家苏霍姆林斯基曾说:"劳动不仅是一些实际技能和技巧,而首先是一种智力发展。""儿童的智慧在他的手指尖上。"多年的劳动教育证明,劳动对发展低智学生的智力是可行的。

一、劳动促进非智力因素的发展

低智儿童适应社会能力差,将来会遇到工作及人际关系上的问题。若没有坚强的意志及自信心,是无法适应社会的。

劳动教育中是以最简单的劳动内容开始的。从教会学生吃饭、穿衣、洗手、洗脸、刷牙入手,培养学生的生活自理能力。随着年龄的增长,根据其智商程度和能力不同,按劳动程序的难易分层次逐步教会他们集体服务内容和基本劳动技能。如学做书包时,就让手脚协调配合的学生操作缝纫机;让动作缓慢、手足不灵的学生缝书包带。即使是按他们的掌握程度进行分工,但由于他们缺乏自信心,有些同学遇见一点困难就不干了,不相信自己可以学会。教师们千方百计地辅导他们学会原来不会的工作,让低智儿童体会到本领都是学来的,只要别人会做的,咱一定能学会,懂得"只要功夫深,铁杵磨成针"的道理。

二、劳动培养学生的智慧

低智儿童思维缓慢,思维的调节功能薄弱。如使用缝纫机做机绣等均要求高度的注意力、精神专注和动脑思考。劳动前,老师根据各人能力给予分工,以不同的工种,做不同的准备,自己动脑去思考,每一个环节需要什么,遇到什么情况,怎样做应急与处理,使低智学生的大脑不停地思考。尤其开动机器时,需要手脚脑协调动作,大脑神经系统协调运用。活动的每一瞬间,信号多次地由手、脚传导到脑,又由脑传导到手和脚。脑教了手,手也发展了脑,不断地深入和变化,于是劳动就发展了智慧。

三、劳动培养学生的劳动技能与习惯

根据学生的智力程度分三个层次进行劳动训练。

(1)自我服务训练。1—3 年级学生要学习搞好个人卫生,学会梳头、洗脸、洗脚、会洗自己的小件衣服,会叠被子,会整理自己东西,学会简单的独立生活能力。

(2)公益劳动。4—6 年级学生以家务劳动为主,会做简单的饭菜,在家长的帮助下掌握烹饪技术,学生在学校上劳动课亲手做出的菜和饺子让客人品尝,让学生体会到成功的喜悦心情,激发劳动兴趣。参加社会的公益劳动,如去商店帮助打扫卫生,为军烈属打扫卫生、买煤等,使学生懂得为人民服务的重要意义。

(3)职业训练。7—9年级学生以生产劳动为主,根据学生能力分配到裁剪、缝纫、烫熨等流水线,进行定时培训,有个别学生还学会排除缝纫机的故障等工作。

通过各种劳动实践,学生养成了良好的劳动习惯,增长了才干,他们爱劳动并培养了勤俭节约、遵守纪律、艰苦朴素的优良品质。不少学生学到了一技之长,成为自食其力的劳动者,既给家庭减少了后顾之忧,又给社会减轻了一大负担,达到了劳动教育的目的。所以重视劳动教育是使低智学生成才的重要途径。

第四节　特殊教学原则

由于低智儿童身心发育的特殊性,对于低智儿童教学工作应遵循以下教学原则。

一、个别化原则

低智儿童之间个别差异很大,主要表现在他们有不同的智力缺陷程度、不同的致病原因和不同的行为特征。即使是同一缺陷程度,由于各种先天和后天因素的不同影响,他们的特殊教育需要也是不一样的。因此,低智儿童教育工作要求最大限度的个别化。这一原则不完全是指个别教学或个别学习。一方面,每个低智儿童应当通过参加集体的学习和生活,学习如何与人相处,分享相互之间的经验;另一方面,他们更应接受符合自己身心特征和发展水平的教育。个别教学虽是一种很完善的教学,但很难达到理想的境界,因为制订个别教学方案,教师先要确定学生具有哪些学习能力。个别化教学方案又要在实施过程不断修正才能真正提高教学成果和达到教学目的。所以,实施个别化教学对教师要求很高,教师必须具备以下各项能力:①能诊断学生的学习能力;②能实施补偿教学的能力;③认识学生的学习特点和发展的规律;④能掌握个别化教学的运用;⑤善于用社会力量帮助解决班级中学生因个别差异所引起的各种问题。

如果家长本人的知识与业务能力允许,可以参照以上内容,为自己的孩子制订方案,帮助孩子提高学习效益和各种能力,这是再好不过的了。

二、激发兴趣的原则

教学过程是一个教室和学生的双边活动过程。学生是教学的主体,教师在教学过程中起着主导作用。这个过程没有学生主动、积极地参与,很难取得好的教学效果,低智儿童大多数都缺乏良好的学习动机,对学习不感兴趣,更谈不上积极、主动参与。因此,如何激发并保持学生的学习兴趣,强化学习动机,是低智儿童教育的一个重要课程。首先,要创造一个充满爱与快乐的教学环境,克服孩子的退缩、自卑等不良心理。教师要尽量和孩子保持良好的个人关系,关心他们,爱护他们,使他们感到自己不是被抛弃的人,体会到被尊重和被接纳的喜悦,逐渐忘却过去遭受挫折和失败的痛苦,增强自信心。其次,要为儿童提供尽可能多的成功机会和体验。在教学内容的选择上,教师应尽可能照顾到每个学生的实际水平,使他们通过努力学会课程内容。在教学活动的设计上,教师应给予学生各种机会,鼓励他们发言、表演、创作,引导其扩展学习兴趣,充实生活经验。除此之外,教师要善于发现学生的"闪光点",对他们所取得的进步,哪怕是微小的进步,都应及时给予鼓励和强化。这样,就可以逐渐增强学生的自信与尝试的勇气,消除习惯性的畏惧、退缩心理,从而乐于学习。

三、充分练习原则

充分练习原则是根据低智儿童记忆慢、遗忘快的特点提出的。同样的学习内容,健全儿童可能很快就能掌握并记住,而低智儿童需要更多的练习才能巩固。因此,充分练习是低智儿童教学的一个重要原则。要贯彻这一原则,首先,教师尽量引导学生对教学的内容进行清晰感知和理解。只有在感知并理解的基础上,充分练习,方能产生牢固的记忆效果。低智儿童理解能力差,教师在指导学生时,应有针对性地加强理解指导,通过细心指导,反复练习,学生才能记住、记牢,为进一步学习打下基础。其次,要求教师组织好学生的复习。复习是学生记住所学知识的法宝,但复习的效果取决于复习的方法。复习需要重复复习,但并不是简单重复。正确的做法是,复习要及时,传授新知识后要马上组织复习,然后逐渐进行间隔复习;复习不是面面俱到,而是要抓住基本内容和规律性知识;复习的内容和方式要有变化;复习的次数要适当,每次的时间不要太长,尽量避免学生产生对复习的厌倦情绪。

四、补偿性原则

低智儿童在生长发育过程中,由于受先天素质和后天环境的不利因素影响,会出现很多问题,如感知缺陷、语言缺陷、行为缺陷等,纠正这些问题是学校的教育目标之一,理所当然应该得到实现。只有这样,他们才能顺利地走向社会,自强自立。要贯彻这一原则,首先,教师要对学生的身心缺陷状况和程度有较深的了解,在此基础上制订适合每个学生特点的补偿和矫正计划。其次,教师要具备较为扎实的专业技能。缺陷的补偿和矫正工作是一项技术性很强的工作,如果缺乏专业训练,不具备相关的知识和技能,将很难取得成效。这就要求教师学习有关知识,如行为矫正的知识。最后,缺陷的补偿和矫正工作是一项复杂和细致的工作,要求教师要有长期工作的思想准备,防止急躁情绪。不要指望学生的问题在一朝一夕之间得到解决,这种奇迹是很难出现的。只有循序渐进,经过长期的努力,学生的缺陷才能得到较好的补偿和矫正。

第五节　低智儿童的非智力因素培养

智力是一种综合性的整体结构,它包括观察力、注意力、记忆力、想象力和思维能力五个方面。其中尤以思维能力为核心因素。非智力因素从广义上说,就是指智力五因素以外的其他所有心理因素;从狭义的角度看,非智力因素是指人们的情绪、意志、性格、动机、需要、兴趣等。

美国心理学家托尔曼对超常儿童进行长期的追踪研究,发现智力与成就有一定的关系,但并非完全相关。超常儿童多数能成为有成就的人,但也有20%的人没有超出常人的成就。这说明,仅凭智力因素还不足以完全决定心理发展水平。托尔曼曾对600名有成就的科学家进行研究,对照其中20%的高成就者和20%的低成就者,发现两者最显著的差别在于非智力因素。因此,他得出结论:除智力因素外,非智力因素与心理发展水平密切相关,它是智力发展的必要条件。因此,培养低智儿童的非智力因素,是提高其教育质量的重要途径之一。

一、建立自信

自信心严重不足是大多数低智儿童的通病。由于自信心不足,他们往往在学习上知难而退,在很多时候还以自己的能力不够为借口放弃努力。因此,保护和增强他们的自信心成为任课教师教学活动的重要内容之一。

1. 保护和恢复自尊心

(1)通过关心爱护,唤起自尊心。教师要时时处处关心他们,用炽热的爱去温暖他们,影响他们,去抚平他们心灵的创伤,唤起他们的自尊心。如有的教师对不讲卫生、身上长满虱子的低智儿童,从关心疼爱的角度出发启发、引导他们讲卫生的意义和不讲卫生的害处，促使他们养成讲卫生的好习惯；并亲自动手帮助他们灭掉虱子。教师的爱，既融洽了师生感情，又保护了低智儿童的自尊心。

（2）通过优化教育环境恢复低智儿童的自尊心。老师的言谈举止，一言一行将直接影响低智儿童的态度。而融洽、和谐、友好的气氛是消除低智儿童的心理压力和督促他们努力学习的保证。因此，教师除严格要求自己外，还要努力引导学生树立正确的道德观，培养健康向上的优良班风，为低智儿童创造一个良好的教育环境，使其体会到集体的温暖、同学间的友谊、人世间的美好，从而恢复低智儿童的自尊心。

2. 帮助低智儿童正确认识自己

低智儿童的自我认识和自我价值观发生得较晚，往往停滞在 4 ~ 6 岁水平上。随着年龄的增长，知识的增多，加之来自家庭、社会上其他人的控告、打击，低智儿童感到内心变压抑并产生羞耻感，从而表现出：一是严重缺乏自信心，对老师、家长有一种恐惧感，什么都不敢去做；二是少数低智儿童盲目自信，对周围的人和事产生一种仇视心理，什么都敢做，从不考虑后果。对于上述表现，通过恰当的途径和方法，帮助他们逐步正确认识自己，纠正自信心发展过程中的各种偏向。

（1）帮助低智儿童承认和正视缺陷，消除精神上的压力，克服盲目自信，只要下决心，配合老师的教育和训练，缺陷就会得到矫正，身心就会得到发展。这样，就会消除自卑感和精神压力，求得发展的渴望和勇气及自信心。对于那些存在仇视心理、盲目自信的低智儿童，老师要耐心疏导，逐步正确认识自己。

（2）树立典型，帮助明理，鼓励补缺，用张海迪等残疾人发奋自强的典型事例和身边的实例对低智儿童进行正面教育，使他们懂得"只要功夫深，铁杵磨成针""勤能补拙"的道理，树立起"人一能之己十之，人十能之己百之"的顽强精神，去勇敢地矫正自己的缺陷。

（3）创造使他们发挥能力的机会，以提高其自信心。老师通过细心的观察和分析，善于发现低智儿童的闪光点，如有的学生善于绘画，可安排他参加校内绘画小组的展评；有的儿童节奏感强，可让他担任乐队"小指挥"。为他们提供施展所长的场所和机会，让他们感受到周围人的赞许，激发他们的自信心和主动性。

（4）重视鼓励与表扬。不论他们干什么事情，只要有微小的进步就要及时鼓励与表扬。由于能力所限，即使做错了事，也不要大声呵斥和严厉的批评，而要"动之以情，晓之以理"和"导之以行"，给他们改正的机会。

3. 正确评价低智儿童

低智儿童在日常生活中所经历的评价往往是讽刺和瞧不起，这严重挫伤了他们的积极性和自信心。

（1）老师对低智儿童所持的正确态度和评价是培养自信心的基础。低智儿童都是社会上生活着的人，是正在成长的儿童，老师要以发展的眼光看待他们，不应过低估计他们的能力，要有充分的信心，坚信天下没有不可教育的儿童。

（2）家长和社会上其他人员善意的鼓励和帮助是培养低智儿童自信心的"催化剂"。这就是家长和邻里间的友好支持和帮助。从社会主义的人道主义出发,在社会上形成尊重和关心所有低智儿童的良好、文明的道德风尚。只要人人都献出一点爱,世间将变成美好的人间。

二、培养积极性

情绪是指一个人对一定的事物所持态度的体验。人们在认识客观世界时,对于作用于人身体的外界刺激总是持有这样或那样的态度反应,如顺利完成某项任务后感到非常高兴;遇到不幸事件刺激后感到非常沮丧、难过;对美好的事物产生愉悦的感觉,对丑恶的言行产生憎恶之感。对这些客观事物不同态度的体验,就有不同的情绪和情感。

人的情绪和其他心理现象一样,也是在客观现实的作用下,以大脑皮层活动为主导,皮层和皮层下中枢神经过程协同活动的结果。

低智儿童由于智力缺陷,导致其情绪有以下特点:①比较幼稚;②与外界作用不相符合;③高级情感较难形成,并伴随有一些情绪障碍;④情绪变化无常,极不稳定,如一会儿哭,一会儿笑,喜怒无常。这些都成为导致他们学习成绩低下的重要原因:高兴时心情比较舒畅,干劲大,劲头足,记忆效果好,学习效果明显;反之,沮丧、不痛快时则萎靡不振,坐立不安,记忆力明显下降,学习效果差。

（1）爱是最好的教师,要用爱去温暖低智儿童那颗被冷落了的心。低智儿童中有一些父母的文化水平与层次较低,有了这样的孩子,认为是家庭的沉重负担,有辱祖辈的容颜,因此对孩子冷落、打骂和歧视,使其形成胆小、怯懦、萎靡不振、严重缺乏自信心或好斗、争强、暴躁等不良性格。老师要尽最大努力,支持低智儿童从事各种社会交往和生活、生产实践活动,导之以行,晓之以理,使他们在生活中陶冶情操,感知到劳动与成功的欢乐,久而久之,使他们慢慢养成良好的人格。

(2)重视音乐、美术、舞蹈、游戏等活动在培养低智儿童情绪中的特殊作用。

三、培养坚强的意志

意志是自觉地确定目的,并在目的支配下调节行动,克服困难,以实现预定目的的心理过程。

人的意志与认识、情感关系密切。离开人的认识活动就没有意志行动;意志对认识过程也有巨大的影响,坚强的意志能推动人们更全面、深切地认识世界。情感既可以鼓舞人的意志行动,又可以成为意志行动的阻力。意志也可以调节和控制情感,使情感服从于理智。

低智儿童的意志薄弱,缺乏主动性、积极性、自觉性,表现在学习上就是不善于积极主动地克服困难、解决遇到的疑难问题。遇到难题知难而退,畏缩不前,乞求老师帮助去解决,因此这也成了影响低智儿童学习成绩的因素之一。

(1)使低智儿童明确学习的目的和意义。老师要加强对低智儿童的学习目的性教育,使他们深深地懂得,学习好知识是将来从事工作,能够自食其力的必要条件。

(2)组织一些需要靠一定的意志努力才能完成的活动来锻炼低智儿童的意志力。老师要创造一定的条件,设计特定的活动内容让低智儿童完成。如老师可定期组织儿童远足、郊游或长跑运动来培养他们的意志力。

(3)组织游戏促使低智儿童意志品质的发展。游戏是有规则的,游戏者必须有规则地控制自己的行为,才能保证游戏的正常进行。游戏以它特有的趣味性,使他们能愉快、心甘情愿地服从角色和规则的要求,在游戏中专心致志,表现得很有耐心和毅力。这种认真做游戏的态度,可以转变为学习上的良好意志。如学生xx,在"老鹰捉小鸡"的游戏中,老师有意让他当"鸡头",他精力集中、尽心尽力保护他的"小鸡",即使只剩下最后一只了,他还是转来转去,极力保护,表现出坚强的意志。老师及时给予肯定,在上课时,老师又借题发挥,说相信××在游戏中表现出来的认真态度,也一定能用到学习上来。

第六节　怎样提高低智儿的记忆力

记忆是人的过去经验在头脑中储存的过程,是一种比较复杂的心理过程。识记、保持与再现被感知过的东西,是构成记忆过程的三个基本环节。记忆在儿童学习过程中非常重要,它是知识积累的必要条件。依靠记忆,才能把通过感知觉获得的关于大量客观事物的认识原料加以储存。很多低智儿由于神经系统功能的缺陷,记忆力较差。表现为记忆内容有限,对不经常接触或学习的知识记不住;即使记住的内容,保持时间很短,很快被遗忘了,记忆的精确性也差,经常把张三记成李四。

1. 提高识记的效果

低智儿的识记、无意识记占主导地位,他们不能选取有意义的材料加以识记并储存在"仓库"里。所以,老师说话要生动、形象,达到既物化教材内容,又激发兴趣的目的。教学时,还要做到图文并茂,充分利用实物、图片、模型、幻灯、投影等教具,有时还要注意音乐、声响的因素,以增强感染力。随着年龄的增长,还要有意识地培养他们的有意识记能力,使他们知道怎样记忆。

为了规范学生的行为,养成良好的习惯,可以在班内给他们安排一个力所能及的服务岗位,岗位职责很明确,并且容易检查,使他们学会主动约束自己,学会记住老师的话,进而逐步养成自觉完成任务的习惯。

为了帮助和提高低智儿的识记能力,逐步实现从机械识记向意义识记过渡,必须要按照学生的认知规律优化课堂教学结构。讲授前,首先要引导学生认真回忆已学过的知识和亲身经历,为新知寻求生长点,促进正迁移。其次要把教学内容安排得上下连贯,坡度一定要小,例如,有的老师把"认识钟面、正确报时"的单元列出 10 个单元目标,分成 44 个小目标,再实施教学。对于掌握并记忆的内容一定要花足力气,重点进行讲解,使其在真正理解的基础上进行记忆。最后还要想办法教给记忆的方法,例如,学"羊"这个字,可以说成"先写点撇两只角,再写三横是羊身,最后一笔竖出的是羊尾。"不但内容浅显、简单明了,而且容易背诵,既发展了识记能力,又提高了记忆效果。

2.促进记忆的保持

低智儿识记内容保持时间要比一般学生差,遗忘一般先快后慢,先多后少,所以在教学以后,必须及时进行复习和巩固。检查复习要及时,一般今天讲,第二天检查,有的要当堂检查,有的上午讲,下午就要检查。每次检查要做好记录。研究表明学生的知识在连续3天内检查无误,就可以认为该知识已经巩固,然后可以继续下一目标的学习。

检查复习时,复习的方式可以灵活多样,不断交替进行,如一会儿识字,一会儿绘画;一会儿回忆复述,一会儿唱歌;一会儿读书,一会儿游戏。每次复习的内容要适量,这样,学习较轻松,不容易疲劳,注意力比较集中。多方式使用,大脑皮层的兴奋和抵制得到有效调节,提高了记忆的效果,促进了记忆的保持。

3.加强回忆的训练

低智儿由于某种缺陷,识记的事物不能正确再认和回忆。缺乏正确性,所记东西再快再牢也是无用的。所以,对教过的内容、学过的生字要经常呈现,随时唤起他们的回忆。低智儿平时喜欢听有趣的故事,参加有趣的活动。组织教学时,要有机地安排一些有意义的教育活动。例如,结合课文组织学生到农贸市场认识各种蔬菜的名称,带领学生到大自然欣赏春天的美丽,到公园去寻找秋天。结合思想教育,可计算新房的间数,看街道的变化。还可以开展故事会,让他们听老师与同学讲,讲故事前可以布置记忆内容的要求,鼓励他们听后学着讲给大家听,还逐步提高平时记住的故事,相互交流看到的电视节目。又如,为了让学生懂得寄快递的常识,可以让学生回忆到快递收发站行走的街道,在学校沿着假设的目标学着走,到了快递收发站,可以组织部分学生自己学做如何当好一个营业员,另一些同学自己学着如何当一个顾客。这一系列的过程,学生的多种感官协同参与。学生兴趣盎然,学得认真,通过眼看、耳听、手动,大脑中的许多兴奋点相互联络,相互沟通,既促进了记忆的发展,又懂得了做人的道理。

4.背儿歌

教低智儿背儿歌是家庭中常做的训练。可教他一个简单的、生动形象的儿歌,便于孩子理解与记忆。例如:"小白兔,白又白,两只耳朵竖起来,爱吃萝卜和青菜,蹦蹦跳跳真可爱。"训练者需边说边表演,以引起孩子的兴趣。反复练习,直到孩子自己说出来,并且尽可能地寻找机会让他表演,以巩固记忆。

5.快速看图说物品名称

给儿童看一张图,上面画有 3～5 张色彩鲜艳的画,如猫、气球、衣服、花等。让儿童看一会儿(约 20 秒钟),收起图问他:"桌子上都有什么东西?"如果儿童说不出或说得很少,可重新让他看一看图,必要时可让他用手指着认几遍,然后再收起图,再让他说。只要儿童在

3～5 张画中说出两张就给予表扬,其余的画可由训练者给予提示。对于大一点的儿童,训练者可用五六张画的图来进行此项训练。

6.记舞步

除了与语言有关的记忆外,还可以进行与语言无关的记忆训练,学跳舞就是一个很好的训练项目。

训练者可教儿童一点简单的舞蹈动作,让他模仿着随意跳。反复练习之后,让儿童自己随着音乐来跳。大部分低智儿自己跳舞很困难,训练者可带跳几次,指导几次,间隔地做,让儿童有意识地努力回忆刚才学的顺序动作。经过艰苦的训练,儿童可以上台表演。学跳舞步这个训练项目,不仅对提高儿童的记忆力有帮助,还对儿童的模仿力、理解力、想象力,以及肢体运动的协调性等有帮助。

由于低智儿的记忆在早期是以无意记忆为主,因此在训练中首先要考虑的是,训练用的玩具和游戏的方式必须能引起他的注意和兴趣,必要时还可以给予强烈的刺激。其次,要注意为他创造一个情绪良好环境。因为快乐、愉悦的情绪能使大脑皮质处于最佳状态,有利于儿童记忆。另外,训练本身是艰苦的,正常儿童教 10 遍就能记住的东西,对于低智儿来说,可能需教 20 遍、30 遍,甚至 100 遍。

第七节　音乐治疗在低智儿领域的应用

《史记》中记载过这样一段话:"故音乐者,所以动荡血脉,通流精神而和正心也。"通过司马迁对音乐的描述,我们可以看出早在两千多年前,人们已经开始正视音乐对人身心的治疗作用。笔者认为将音乐这一元素运用到低智儿教育及康复各个环节中能够有效地提高他们的综合素质,促进低智儿的全面发展。

音乐心理学研究表明,节奏欢快、旋律流畅的音乐给特殊儿童带来积极、兴奋的情绪体验,安详、平缓的音乐安抚特殊儿童焦躁不安的情绪。具有特殊节律的灯光与特殊的画面效果相配合,可以加强音乐治疗的效果。

早期的音乐生理学研究证实了音乐对血液循环、血压升降、脉搏跳动、心脏收缩、肌肉张弛和呼吸频率等生理状态都有作用。音乐能直接作用于下丘脑和边缘系统等人脑主管情绪的中枢,能对人的情绪进行双向调节。这些实验既为音乐心理学的研究奠定了生理学基础,也为音乐治疗的研究提供了实证的依据。

现代科学技术将期望的脑电波镶嵌于触觉刺激(音乐)和视觉刺激(动画)中,利用多重刺激的方式诱导大脑,使大脑进入理想意识状态。当大脑接收到音乐和动画的刺激后倾向于跟随,或被牢牢地锁在这个频率上,这在物理学上被称作频率跟随反应。假如我们想让一个焦虑患者平静下来,可以运用嵌入了 8 Hz 差频的音乐和动画对其进行诱导。8 Hz 的波是 α 波,人脑中产生了这种波形,情绪就会渐渐地平静下来。

心理学实验表明,人们获得外界事物的信息,83% 是通过眼睛输入,其次是听觉作用。通过听觉获得的信息量占整个感觉系统信息的 11%,仅次于视觉检查者。

根据人们对音乐的情感反应,可以将音乐分为愉快、平静、悲伤三种情绪类型。为了适用于音乐治疗,将三种音乐类型分成:正性(+)、中性(O)、负性(-)。

1.音乐

(1)正性音乐。这种音乐节奏明显,速度快,多断音和切分音,属于刺激型音乐,听了这类音乐之后会使人感觉到兴奋,情绪高涨。根据同质性治疗原则,它适用于情绪激昂、烦躁不安的多动症及自闭症等特殊儿童的初期治疗,可以对其过激的情绪起到疏通作用。

(2)负性音乐。这种音乐节奏相对不明显,速度比较缓慢,多延长音,属于松弛型音乐。听了这类音乐之后会使人感到伤感,它适用情绪低落、忧郁和对过去充满留恋的特殊儿童,能起到精神慰藉的作用。

(3)中性音乐。这种音乐旋律流畅,节奏平稳,速度适中,它介于上述两种音乐性质之间,属于过渡型音乐,听了这类音乐之后会使人感到舒畅、平静。它适用于情绪上既没有过激的行为反应,也没有过于忧郁、伤感表现的特殊儿童。它是正、负性音乐的过渡,起到桥梁和纽带的作用,可以带来转换情绪、净化心灵的效果。

2.画面

音乐是通过立体声环绕播放的,与播放的音乐性质相配合,可视音乐治疗的两台电脑显示屏上会呈现出与现实中的实物对应的经过技术处理的特殊效果画面。实物画面包括人物、动物、植物和大自然风光。通过真实的画面刺激,使患者对自我生存环境有个明了的认知,在反复的刺激中,使其接纳,认同周围世界;幻觉效果画面包括很多种类,如素描、镜像、虚幻、卡通等,这类画面都是经过特殊技术处理的,看到这些特殊处理的画面会使人产生无限的遐想,使大脑不断重构外界现实,在如梦如幻的朦胧意境中,使情绪得到宣泄和释放,更能激发他们产生一种自我察觉、洞悉与顿悟、唤醒其自由心像的联想,达到药物所达不到的治疗效果。

3. 灯光

艺术心理学研究表明:色彩的动静感亦称"奋静感",是人的情绪在视觉上的反映。红橙、黄色给人以兴奋感,青、蓝色给人以沉静感,而绿和紫属于中性,介于两种感觉之间。在可视音乐治疗中,正性音乐配以红色灯光、中性音乐配以绿色灯光,负性音乐配以蓝色灯光,可增强治疗效果。

(1)场地设置。罗格·斯珀灵于1981年对裂脑人的研究表明:人脑两半球的功能是不对称的,左脑主要负责数学、语言、分析、判断、抽象、概括等逻辑思维,右脑主要负责形象、颜色、空间、速度、情感、音乐等形象思维。如果两大脑半球都得到充分刺激,那么有利于促进大脑两半球功能的整合。

基于上述原理,音乐的播放需要在固定的场所进行,可视音乐治疗室的面积一般在25～30平方米,室内要求安静、舒适、气氛温馨。将电脑双屏置于房间的前面两侧,各方置一台音箱,音箱的两侧各放置一台灯光发射器,人坐在两个屏幕的正前方合适的位置,与电脑、音箱成等腰三角形。两侧的墙壁要安装反光镜,这样可以起到延伸的效果,便于多动儿童的治疗。

(2)收集信息。与家长交谈了解个人基本情况、临床资料以及父母的需求,澄清不合理的治疗期待,与父母建立联盟治疗关系。

(3)被动治疗(个性)。被动视听时间一般在10分钟左右,根据事先的评估和训练计划,在自然的活动情境中,通过聊天和一同玩耍,进入符合其情绪特点的视听内容。

男孩的情绪表现出不安宁、攻击性和积极性,所以在治疗初始阶段,首先采用视听篇中的动画篇,这是一首极其欢快的乐曲,属于正性音乐,具有使人感到兴奋、情绪高涨的特点,吻合了治疗对象此时此刻的情绪状态。待到其情绪得到慰藉之后,渐渐地转向带有中性音乐性质的音乐(立体以卡通)。这首音乐,旋律流畅,节奏平稳,速度适中,使人感到放松、平静,同时也兼有向负性音乐过渡的功能。最后再视听一下带有负性音乐性质的音乐(宠物进行曲)。这首音乐,节奏不明显,速度缓慢,多延音,视听后容易使人的情绪平静下来。

(4)主动治疗(个性+集体)。主动治疗的部分包括两个训练内容,一是实时演奏,二是律动感觉。时间为10~20分钟,两个训练内容既可以个体形式单独进行,也可以集体形式一起进行。

男孩的个体被动视听治疗结束之后,进入个体节奏乐器的10分钟训练部分。首先是随意击鼓,没有时间、节奏限制。其次一边视听一边击鼓,按照音乐节奏的快慢击打。上述进行的目的一是为了情绪宣泄,二是为了通过节奏唤起其正确的生理节律性运动。

节奏训练结束之后,和其他同伴一起做 10 分钟的律动游戏,游戏的内容要根据总体治疗目标进行安排,内容包含有手指等细小部分的精细运动和全身性的粗大运动。首先还是通过倾听音乐,按照音乐的指令活动身体的部位,或按照音乐的节奏快慢做快速运动和慢速运动。通过这样的活动,可以让其学会控制自己、听从指令、学会模仿。

3 个月的可视音乐对多种特殊儿童情绪与行为障碍的症状都有所缓解,并向着良好方向发展。音乐是非语言的交流工作,音乐可以打动任何一个人,如果找到适合他们的音乐,奇迹就会发生。

第八节　如何培养低智儿的音乐兴趣

低智儿是指那些在成长过程中智力的发育表现出明显的障碍,智商低于 70 的儿童。在音乐治疗过程中,很多不同形式的音乐活动对他们的治疗具有积极意义。

在音乐的背景下有律动运动可以提高患儿的运动协调能力;各种音乐活动,如音乐欣赏、合唱、乐器合奏等,可以提高患儿的听觉能力、运动技能和人际交往能力,集中注意力,克制自我冲动;在小组音乐治疗中,患儿可以学会正确的社会行为和提高与人合作的能力;各种音乐活动为患儿提供了一个愉悦的、安全的、具有满足感与成就感的体验机会,这些体验对于提高患儿的自我评价和自信心是很重要的。患儿还可通过舞蹈、运动歌曲及音乐游戏来学习或增强对身体各部分的认识和方位概念,通过歌词来学习语言的交流。同时,歌唱、乐器演奏可以帮助患儿学习正确识别或表达情感。

兴趣是最好的老师,是创造活动的动力,是培养能力的处方。因此,培养低智儿的学习能力也应从"趣"字入手,从他们现有能力水平出发,学习的内容要生动有趣味,教学方法要多样,寓教于乐。人对某一事物有了兴趣,就会主动去了解,在了解过程中会专心致志。要培养学生的兴趣,就要根据不同的教材,采用不同的方法与手段,调动学生的积极性,主要有以下几点。

1. 运用教具引起兴趣

运用教具引起兴趣,对特殊儿童来说特别有用,如教洗脸、刷牙、梳头这几个模仿动作时,教师事先准备好教具:剪一块布当毛巾,用较硬的纸做好一把小牙刷和一把小梳子,再挑一个大一点的娃娃。教学时教师边哼唱音乐边拿着上述教具逐个做出洗脸、刷牙、梳头的动作。这样不仅能引起幼儿的兴趣,还能使他们看出怎样做动作,并感受动作与音乐的节奏。再如,教青蛙跳的动作时,可用硬纸片及铅丝做个大腿可活动的青蛙,随着拉动青蛙表示蛙跳的动作。在学生学这一动作时,大青蛙(由教师拿着)可和孩子们一起跳,学生们会感到特别高兴。教兔跳动作时,教师先用一小兔子的木偶,演示小兔随着音乐跳动的情况,然后带领幼儿一起学习兔跳动作。

2. 运用游戏的音乐活动引起兴趣

高尔基说过:"游戏是儿童认识世界的途径。"对低智儿来说,"游戏"同样有着重要的作用,音乐游戏是以发展音乐能力为主要目的的游戏。低智儿在听听、唱唱、说说当中增强节奏感,培养唱歌的兴趣,改进唱歌的技能,提高辨别音乐性质的能力,促进动作协调,听觉、视觉、记忆力、注意力、思维能力更好更快地发展起来。

(1)创设情景游戏活动。低智儿喜欢动、酷爱游戏。他们在游戏中成长并学会音乐,掌握音乐。将游戏运用于低智儿教学,改变了原有单一枯燥的教学方法,取得良好的教育效果。而创设情景法,作为音乐教学的一种手段,让学生入景动情,用情景激发学生活动的兴趣,调动学生学习的积极性,从中感受音乐,陶冶学生的艺术情操。创设情景法以其独特的魅力,深得低智儿的喜爱。例如,"老鹰抓小鸡"这类音乐游戏,游戏的情节能够被学生所理解,玩起来感情逼真。学生戴上老鹰、小鸡的头饰,在老师的统一指示下,很容易进入角色进行游戏。为了防止被"老鹰"抓住"小鸡",必须紧密团结在一起,共同面对敌人,这时,学生表现出很强的集体观念,"鸡妈妈"是绝对不让"老鹰"抓住"小鸡"的。学生的注意力非常集中,表现出深厚的兴趣。这样,能够发展学生想象力,从而获得愉快的情绪。

(2)即兴游戏活动。即兴是对一个人的一切禁锢的放纵。在音乐课上,低智学生得到了随音乐"放纵"的极大的快乐。在游戏之后要引入音乐活动,接下来让学生们分别展示他们用力走路的脚,并说出哪只是左、哪只是右,还要按24拍的鼓点一起喊"左右左、左右左",或是"一二一、一二一"。这是既进入了音乐的节奏活动,又开始有了训练目的。左右的训练主要是引导学生有仪式地了解左右的概念,形成基本的"上、下、左、右"的空间知觉。教学和训练在学生们的游戏中已经进行了。老师可以采用左为低音,右为高音,加以钢琴伴奏,这样由游戏进入了自然的音乐活动。钢琴发出优美的音乐,使低智儿得到了美的体验。他们会个个聚精会神,兴趣盎然。运用即兴的方法使学生们的创造性得到充分发挥。他们有的向左,有的向右,有的爬着走……千姿百态。即兴的方法激发出的学习的创造力是无穷的。

(3)音乐促进语言的发展。语言是与音乐整合在一起的。唱歌对幼儿语言产生的作用是显而易见的。一首好歌词往往是一首好的儿歌。儿童在学习歌曲的同时就学习着一首好的儿歌。无形中,词汇量就有所增加。唱歌时要求吐字清楚,这对培养幼儿正确的发音有很大帮助。曲调中有些强弱快慢的变化就是来自于人们的语言。经常唱歌能使幼儿加强对语言的重音、节奏、句子的结构等的掌握与理解。专家认为:语言上有缺陷的儿童,在日常生活中需要音乐的刺激,音乐与语言两者都有句子、韵、重音及重复。

为歌曲增编歌词。引导幼儿为学过的歌曲增编新的歌词,巩固了幼儿的词汇,训练了幼儿运用词汇的能力;丰富了幼儿的联想、想象,提高了发散思维能力;在歌词的替换中帮助幼儿更好地熟悉旋律,掌握音准;演唱幼儿自己编的歌曲,可以帮助幼儿体验创造和成功的乐趣,获得某些成就感和自信心。例如,《我爱我的小动物》。这首歌曲很容易引起"小狗""小青蛙"等新的歌词;又如《秋天》这首歌曲为创编歌词提供了很多可能性:①将动词"飞呀飞"的"飞"改成"飘"等;②将形容词"秋天多可爱"改成"秋天多美丽"等;③将"秋天"改成"春天"或者其他季节,再相应地将秋天的特征改成春天或者其他季节的特征;④将中心歌词"秋天"改成动物、植物、人物或自然现象等。例如,蝴蝶、花儿、妈妈、彩云等。

不管是幼儿能力强还是能力差,都可以根据自己的创造和想象能力,创编出创造性程度不等的新歌词,从而使得每一个幼儿都能够体验到创造成功的快乐。

3. 舞蹈

舞蹈是动作的艺术,是用人体动作塑造的艺术形象,反映社会生活、抒发感情的一种视觉表演艺术。舞蹈动作富有节奏性、造型性、准确性和连续性。舞蹈是美育的重要手段之一。它直观、形象、生动、活泼,是幼儿非常喜爱的一项活动。它可以陶冶幼儿的性情,使他们的肢体在愉快的气氛中得到活动,有利于他们身心健康成长。

(1)低智儿更需要从身体动作中去感觉音乐。身体的动作又最能产生节奏律动,所以在教动作时,要注意多用形象比喻,使得低智儿能体会生动、形象的舞蹈动作的特点,领会其方法。尤其是在学习较枯燥的基本步法和复杂的动作时,采用形象化的方法,才能教得生动有趣。低智儿也能乐于接受。例如,屈膝动作时,用"拍皮球"比喻,又如用拍手训练节奏时,单调的拍手动作,低智儿没有兴趣,于是我们采用拍前、拍后、拍上、拍下、拍左、拍右,两人对拍,再加上拍肩、拍腿、拍头、拍胸等,低智儿的兴趣就很浓,节奏也掌握得很好。

(2)为歌词创编动作,歌词具体,动作强或叙事的歌曲都可以巧妙地引发幼儿的联想和想象,从而为歌曲编出生动形象的动作。例如,24 拍的《拍手歌》,歌词明确提示了动作,它至少可以有三种创编方式:①按节拍拍手或踏脚、点点;②按歌曲节奏或踏脚、点点;③"小朋友"可以想出新的动作。

选择音乐时要充分了解低智儿的认知水平,结合学生的欣赏能力,选择适合他们的音乐。在组织音乐活动时,要尽量选取一些曲风轻快、旋律优美或者内容生活化的音乐。

虽然在大多数的特殊学校里,针对低智儿的音乐活动通常在集体活动的形式下进行的。但是又因每一个低智儿的特点有所不同,治疗目标与手段也要因人而异。在设计音乐活动时,我们也要重视低智儿学生的个体差异,根据学生的需求来安排活动。

第九节　如何对低智儿进行感觉统合训练

感觉统合是指大脑将从身体各器官传来的感觉信息进行多次组织分析、综合处理,做出正确决策,使整个机体和谐有效地运作。感觉统合功能是认识能力,社会性、身体和情感发展的基础,是每个儿童成长过程中必有的学习过程。没有感觉统合,大脑和身体都无法发展。

什么是感觉统合? 在母亲的子宫内,胎位变化的过程中,触觉、前庭平衡、固有平衡等能力已经逐渐在发展。出生后,它们和视、听、嗅、味等感官系列不断相互影响,在大脑中的感觉相互联系着,这些感觉神经的交错程度,比任何网络都复杂。这种进入大脑的感觉刺激信息,在中枢神经形成有效率的组合,就叫作"感觉统合"。正因为有这种能力,大脑才能协调身体对外界做出适当反应。感觉统合功能就像交通指挥者或红绿灯管制者,没有它们,交通将乱成一团。在达到各种目的协调行动上,感觉统合的能力非常重要。

美国心理学家爱瑞斯经多年观察和研究发现,在 3～13 岁儿童中,有 10%～30% 的儿童不同程度地存在上述现象。这并不是一般的教育问题,而是因儿童大脑发育过程中某些功能不协调导致的。现代科学研究发现,人完成各种活动的能力,是建立在"人体的各部分器官与外界接触后,有关感觉信息被传至大脑,并得以有机地整合"这一基础上的,当这一系统由于发育或其他原因不能正常运转时,就会出现上述行为问题。这种发生在儿童时期,由于大脑对身体感觉统合的障碍,在医学和心理学上被称为感觉统合失调或学习能力障碍。

一、低智儿出现感觉统合失调的表现

1. 前庭平衡功能失调

表现为好动不安,注意力不集中,上课不专心,爱做小动作。他们比一般孩子更容易给家长添麻烦,惹是非,很难与其他人同乐,也很难与别人分享玩具和食物,不考虑别人的需求。有些孩子可能出现语言发展迟缓,语言表达困难。

2. 视觉不良

尽管能长时间地看动画片、玩电动玩具,却无法流利地阅读,经常多字少字,写字时偏旁部首常颠倒,甚至不愿认字,学了就忘,不会做计算、常抄错题等。

3. 听觉不良

表现为对别人的话听而不闻,经常记老师说的话和留的作业等。

4. 动作协调不良

表现为平衡能力差,容易摔倒,不会翻滚、游泳、走平衡木、骑车、跳绳及拍球等。

5. 本体感失调

表现为缺乏自信、坐立懒散,方向、距离感欠缺,手脚笨拙,精细动作困难等。

6. 触觉过分敏感

表现为紧张、孤僻、胆小内向、不合群、偏食、固执、脾气暴躁、害怕陌生环境、吃手、咬指甲、爱哭、爱玩弄生殖器等。

二、低智儿感觉统合失调的原因

造成儿童感觉统合失调的原因主要与孕育过程中的问题和出生后的抚育方式有关。如先兆流产、怀孕时用药或情绪处于应激状态、早产、剖宫产、出生后家长摇抱少尤其是没让孩子经过爬就学走,孩子静坐多、活动少,过分限制孩子的活动范围等。

三、低智儿感觉统合训练

低智儿缺乏个人动作与兴趣、主动性差,意志水平低下,在训练中一味采取强迫手段,或者乏味的机械训练,低智儿会产生厌烦、恐惧、害怕等不良情绪,训练遭到失败。所以,在训练中创设良好的氛围是至关重要的,让低智儿喜欢身处其中,在快乐的气氛下自动自发,全力去做。老师创设良好的氛围有以下几个方面。

1. 音乐合理化

目前各路专家、学者都有一致结论:音乐治疗效果显著。国外早在数十年就将综合音乐、舞蹈、绘画等在内的艺术治疗的方法与技术运用在特殊教育中,为特殊教育拓宽了道路,并取得了显著效果。低智儿对音乐敏感性强,老师在训练时选择一些他们喜欢的音乐,可有效地调动情绪,使他们很快地进入到老师设计的游戏活动中并配合治疗。

2. 情节趣味化

赋予感觉统合训练过程游戏情节,能增强趣味性、娱乐性,更进一步激起低智儿良好的情绪和积极从事活动的力量,从而使他们活跃起来。如趴地推球,球推进的洞像小动物嘴巴,仿佛在给小动物喂食;钻进布袋,学做蚕宝宝,随着蚕宝宝一天天长大,又钻出布袋,跳着去游玩;推着羊角球,钻过山洞,绕过树林,形成一列火车;做在平衡台上,和小朋友拉大锯;趴在滑板上,学做小乌龟,一边游戏一边和小鱼、小虾做游戏;圈和罐相结合,纸和瓶相结合,滑板与布袋相结合,学做小鸟、小青蛙、小乌龟;将奥特曼打怪兽、解放军炸碉堡、警察抓小偷等低智儿所喜爱的情节融入感统训练中,情节简单明了,低智儿能从中获得一种心理上的满足,感到成功与自信,从而产生愉快的情绪,在活动中也会更专注投入。

3.语言游戏化

在感统训练中,老师有意识地关心、启发、暗示、引导和鼓励、指导低智儿,而不是去代替他们想、代替他们做。当低智儿"推小车"(羊角球)大汗淋漓时,可以用游戏的口吻说:"小司机到加油站去加油吧!"调节孩子的活动量。又如,为了让低智儿掌握趴滑板的动作,老师可用做游戏的语气说:"小乌龟快抬起头来,小鱼小虾游过来和你们做游戏喽!"在训练过程中,老师可以用角色身份贯穿活动,老师处处以游戏的口吻进行引导,低智儿定会兴趣盎然,同时主动参与,达到锻炼身心的目的。

4.动作儿歌化

将要领编成朗朗上口、充满游戏性、趣味性的儿歌:"小白兔,白又白,两只耳朵竖起来,爱吃萝卜、爱吃菜,蹦蹦跳跳真可爱。"又如,在"有趣的平衡台"中,要求幼儿利用身体的各部位在台上保持平衡。我们编了儿歌:四五六七,大家都来做摇椅,左摇摇,右摇摇,像个快乐的不倒翁。"孩子们一边摇,一边跟着老师听、念儿歌,既加强了动作要领的掌握,又不单调枯燥;还调节了宽松自由的气氛,增加了低智儿活动的热情。

5.器材形象化

玩具是幼儿的天使,低智儿也不例外。感统器材色彩鲜艳,造型美观,能吸引低智儿的注意,引起他们的兴趣。孩子看到它,想去摸一摸,试一试,玩一玩,这就是它的独特之处。为了让感统训练变得更为生动愉快,让低智儿变得更为积极主动,我们赋予这些器材生命、灵性,将它们形象化、游戏化,并围绕感统训练的某一器材设计一系列的活动方法。如"有趣的滑板",我们将滑板变成"汽车",低智儿独自坐在上面,手做方向盘状,用脚跟帮助移动,前后左右开车。我们将它变成"小船",低智儿俯于上面,以腹部为中心,抬高头,抬起腿,用手臂做船桨,使小船在水中自由滑行。我们将它变成"大转盘",低智儿趴在上面,靠双掌来旋转身体。还将它变成"小推车"等,这既是一种力量锻炼,又是一种能力培养。在日常感统训练中,充分利用感统器材的独特性,老师对各种形象器材进行大胆创新和想象,再将其贯穿、融入活动中,提高低智儿的学习兴趣。

老师在训练前要充分、科学评估学生情况,训练时也要采用小步子、多循环的原则,设计游戏适中,使低智儿"抬一抬脚就能够吃到水果",这样低智儿会产生成就感,增强他们的自信心,也帮助老师一步步引导学生完成任务目标,达到训练的效果。

感觉统合发展的关键期是 3～7 岁,在这个时期进行感觉统合训练可以使其能力得到最好的发展。同时,对纠正治疗行为问题也最为有利。8 岁以上儿童疗效不如 4～8 岁组,发现与感觉统合失调相关的行为问题应及早治疗。

第七章　低智儿的个案疗育

第一节　低智儿语言训练的个案研究

莹,女,1994年2月出生,她是一名先天愚型患儿。先天愚型或唐氏综合征,21-三体,是常见的严重出生缺陷病之一。先天愚型是由于先天染色体异常引起。大部分患儿的第21对染色体在遗传分裂时发生错误,导致细胞核含有额外染色体;小部分则因异位而引起。先天愚型患儿外貌以及体质都有很多明显的症状。他们的智力较正常小儿低,通常智商只有40~60,但性格温顺。该症小儿发育迟缓,肌张力低,动作发展比正常小儿迟缓。他们有特殊的面貌,易于辨认,患儿双眼距离较远,眼球向上斜,鼻梁骨平坦,嘴、牙齿和耳朵均细小,大部分患儿手掌纹呈猿型(俗称断掌),手指呈特殊的蹄状纹,第一及第二脚趾的距离特宽。患儿绝大多数为严重智力障碍并伴有多种器官的异常,如先心病、白血病、消化道畸形等。据统计,染色体异常在新生儿中的发生率为5/1000~6/1000,先天愚型约为1/750,绝大多数患儿属随机发生,但随母亲生育年龄的增长,其发生率随之升高,一般母亲生育年龄在35岁以上,该患儿的出生率可高达 1/350。

一、个人生长情况

莹个子矮小,性格较为内向、胆小,从不主动接触陌生人,对老师与同学非常友好,但都是被动听从,从不发表异议。认知能力一般,需要接受小组个别教学。能理解简单陈述句和问句,但对二重选择句反应缓慢。语言方面只能发简单双音字,不会使用句子,习惯用儿化重叠音,喜欢跟随别人发音。音量小,无音调变化,所以说话时存在含糊不清。

二、干预对象的行为特征

莹因是先天愚型病儿,舌头较圆且短小,活动幅度小,口齿不太清楚,有时听不懂她在说什么。而且认知、再现不好,课堂的知识容易遗忘,只能跟人鹦鹉学舌,或简单地跟人打招呼后,不能再与人沟通交流。为了帮助莹纠正发音错误,改掉盲从的毛病,增强她的语言交流能力,对她进行了多种语言方面的训练。

莹生性胆小,能够正常对话的人较少,也没人带她出去游玩,开口说话的机会不多,词汇量也很少,只有利用学校日常生活学习以及训练增加她的词汇量。

三、训练方法

首先对她的语言能力做了系统语言评估,诊断是中度语言发育迟缓,言语年龄为 2 岁。计划训练,采取个别训练与小组教学、课堂教学与日常生活、学校与家庭相结合的方式进行。个别训练每周 3 次,每次 40 分钟。

四、构音器官训练

汉语的构音器官虽然没有存在器质性问题,但各器官的动作反应迟钝,协调性差,为此设计了一套口腔活动操,每天抽出 10 分钟进行功能练习。

1. 活动操内容

(1)下颌尽可能张大嘴:左右、前伸运动。

(2)唇做交替运动闭合、收拢外展发"1""u"音;咂唇:闭唇鼓腮。

(3)舌做伸缩、内外旋转、上下用力顶牙的内侧、左右用力顶面颊肌肉、弹舌。

(4)软腭上抬做叹气;重复发"a",每次发音之后休息 3~5 秒。

(5)用力吹玩具、乐器等附具。

2. 训练方法

首先录制一套由她喜爱的完整标准的活动操让莹观看,建立定势感性认识;然后老师示范再进行模仿;并巧妙运用"照镜子"——让她面对镜子训练,这样便于模仿和纠正做操的动作。同时发送口腔操给家长,指导其用教弟弟为契机,鼓励她晚上尽量操练一遍。其次,在课堂上,让莹做小老师带领同学做。

3.训练结果

经过一个月,她的构音器官功能明显提升了,突出表现为舌头灵活,音量增大且发音持续时间延长。在此基础上进行语言训练。

五、认知训练

词语表达要在词语理解的基础之上,为此老师以"启智博士"和"语言障碍诊治仪"中的认知练习为导向,反复进行理解、类型匹配、差异辨认、顺序排列等训练,使她逐渐掌握字词、语句等含义。

六、语言训练

1.训练内容与方法

以学习拼音带动发音。以韵母开始到声母,先听录音磁带发音,再由老师示范,然后对镜模仿口型发音。为帮助学生认读和识记,老师会出示一些形象图片和顺口溜引导发音。如火车开动 u、u、u;小马跑步 d、d、d;嘴巴圆圆 o、o、o 等。还会做出一些动作提示发音,如伸手抚摸发 m、m、m;双手合拢左右摆发 u、u、u;竖起一指发 i、i、i;竖起手掌在头顶发 j、j、j 等。除此以外,老师会指导莹学习声调的四声发音,以及发交替音 pu、tu、ku;bu、zu;di、du、pi、pu。模仿各种声音,如汽车滴滴滴;鼓声咚咚咚;猫叫喵喵喵;羊叫咩咩咩等。另用录音机录制一组完整的八音度发音练习,指导她大声跟随唱音阶。

2.训练结果

为期一个月的学习后,莹发音清晰度与稳定性逐渐增强,音调开始有轻微的高低变化,音质有了一定的改观。

七、朗读词语

在语音及认知的基础上,围绕几个教学主题设计一组八个常用词语,运用语言沟通板,教导她反复朗读。如"冬天"主题:戴帽子、穿靴子、穿棉衣等词语。"新年"主题:穿新衣、逛花街、去购物等词语。"暑期"主题:去旅游、游乐园、看电影等词语。约一个月后,莹语言流畅度有所提升。

八、看图说话

1.训练内容与方法

指导她看图片或应用"语言障碍诊治仪"中的图片说一句话。内容包括名词、动词、形容词、量词、时间词、介词等,逐渐由词组成语句,从不完整句到主谓句,以谓宾句、主谓宾句、简单修饰句、词序等形式进行训练。如,(鞋子)—形容词(红色鞋子)—量词(一双红色鞋子)—主谓句(这是一双红色鞋子)。又如,名词(爸爸、妈妈、小妹妹)、动词(跳舞)、主谓句(小妹妹跳舞)、主谓宾句(爸爸、妈妈看小妹妹跳舞)。

2. 训练结果

通过语句的训练,在老师提示下莹可缓慢地讲述一个句子。一个月后能看片独立说出完整常见句式。

九、情景训练

在训练期间,与班级老师沟通,积极创设各种适合莹说话的情景。如课上选择适合她回答问题,鼓励、引导她积极发言或课余传话给某人、发放本子;课间活动时,指导她加入同学们的互动游戏,或是有意派她去招呼某个同学;吃饭、校内购物、外出游玩时,要她表达她的需求。此外,老师会与莹玩娃娃家游戏,让她为娃娃喂食、穿衣、梳洗等,引导她讲述完整的主谓宾句子。

十、讨论

(1)根据语言评估制订完整的个训计划,先天愚型儿的语言障碍是可以康复的,关键是针对不同类型的语言障碍儿童制订出切实可行的个别训练计划,这是至关重要的任务。

(2)早期干预,因势利导。对先天愚型儿的训练应越早越好,大部分语障儿童的语言贫乏是由不利的语言环境和不恰当的训练方法造成的。训练越早,效果越佳。错过最佳期,则困难越大且不易成功。

(3)创设语言环境,加强日常生活语言训练,开发非智力因素。

改善学习语言的环境,培养语言发展的温床,充分利用环境的潜在因素,开发这些儿童的非智力因素。最好的老师是家长。所以成人尤其是父母,应尽可能抽时间与孩子嬉戏,多与儿童进行拥抱、摸头、轻抚身体或面颊、说悄悄话、扮鬼脸,使身体翻滚、倒立等接触身体的活动,使孩子高兴地发出声音,越大声越好;利用水、沙、摇篮、皮球、玩具娃娃等器具,增加母子、师生的接触机会,增进良好的人际关系与互动机会,引发孩子的发声兴趣。

(4)言语训练时,注意运用心理激励机制,把枯燥的医学训练有机地结合到课堂中。真正的"寓教于乐"十分重要,使学生能动、自主地练习,自我纠正、完善口腔与发音的动作,这也区别于医学治疗模式的重点。现在莹有主动与人沟通的欲望,跟朋友打招呼,咬字发音较清楚,能让别人明白她说的话。虽然音量还小,可已经能较完整地表达需求,这是一个可喜的进步。

(选自《低智儿童语言发育迟缓训练的个案研究》,第三届全国儿童康复学会第十届全国小儿脑瘫学会研讨会论文集,关晓阳)

第二节　教育案例:"边缘教师"与特殊孩子

在北京市西直门立交桥附近的一条窄小的胡同里,有一个特殊的学校——西城区培智中心学校。

走进校门,世界在这里仿佛突然安静了下来,首先映入眼帘的是几乎铺满了整个校园的彩色塑胶跑道和操场。老师介绍,如此大面积的铺设质地比较软的塑胶场地,是防止智障孩子摔倒,同时可以让他们随时随地锻炼体能和运动技能。教学楼内每一层的楼道里也都铺设了柔软的脚垫,墙上还加装了两排长长的扶手;而教室的门楣上、农家院主题教室、西餐厅主题教室、多感官训练室等标牌,更让这里显得与众不同。

据老师介绍,西城区培智中心学校自 1981 年开始招收智力残疾儿童入学,是全国最早为智力残疾孩子提供特殊教育的学校。现在学校有 120 个智障孩子,年龄从六岁半到十八九岁。30 多位老师带领他们为"生活自理"而努力。

1. 教 16 岁学生啃鸡腿

每个进入培智学校的孩子,在入学的时候,老师都会用韦氏测量表进行测试,智商在 70 以下的孩子,可以进入培智学校学习。现在,进入培智学校的孩子多数智商在 45 左右,智商水平低,这使老师们的工作开展越来越难。

孙立新已经在培智学校当了二十多年老师,每天面对这些被外人当成"麻烦"的孩子,她早已习以为常,"有的孩子十几岁了还不知道上厕所,尿在裤子里,拉在裤子里都是常有的事。我们就得给他们换洗衣服。"说这些话的时候,孙老师很平静,脸上没有丝毫的嫌弃和埋怨。

现在孙老师带的班上,就有一个重度智障的孩子,已经 16 岁了,还不会自己吃饭。把一碗饭、一碗菜端到他的面前,如果不帮他拌在一起,他就只吃离自己近的那碗,另一碗一勺都不动。这样的孩子,吃鸡腿也成了需要攻关的课题。孙老师教他一只手拿着鸡腿往嘴里送、咬,老师的命令一下,就听"咔"的一声,鸡腿骨把牙硌了。于是孙老师对着16岁的学生讲解,一小口一小口慢慢咬。经过几个月的训练,这名学生终于在吃鸡腿的时候不会硌着牙了。

2. 一个孩子一套教学方案

培智学校的教学目标主要是教给学生一些基本生活技能,以便他们能融入社会,独立生活。

在西城培智学校,设有交通教室、中西餐厅、模拟超市、模拟居室等多种教学场地。在模拟超市里,老师在每件商品上标注价钱,告诉孩子元、角、分如何识别。老师们还打出各种优惠标志,教孩子理解什么是"第一件原价、第二件半价"。在交通教室里,老师教孩子如何看红绿灯,让他们知道什么时候可以通行。

对智障孩子的教育没有统一教材,培智学校的教材都是老师们自己编写的,从2001年至2005年,西城培智学校的老师们编写了一套涉及学校、社区、社会等10个主题的校本教材,教材分为低、中、高三个年级阶段,全部教材摞起来有半人多高。但教材刚编完就要修订,因为社会生活日新月异,又有很多新的生活技能需要掌握,例如,公交卡、购物卡等各种卡的使用。

其实这些教材也是起个纲领的作用,真正教起来,每个孩子都要单独设计一套教学方案。因为每个孩子的智商程度不一样,存在的问题也不同,教起来千差万别。

3. 专业康复人员缺位

30 多个老师带 120 个智障孩子并不轻松。智障程度严重的孩子五六个人一个班,轻度的十三四个人一个班,每班两个班主任仍然忙不过来。开学的时候是孩子情绪最不稳定的时候,换环境、换老师都会让一些孩子无法适应。一些十几岁的孩子已经长得比老师还壮,他们狂躁起来,一个老师拉都拉不住。

程文捷副校长说,学校非常缺乏专业的言语训练师和物理治疗师。对智障孩子来说,进行语言训练和有针对性的物理治疗,可以帮助这些孩子更好地康复。但是现在国内这样的专业教师很少,大学里也没有开设专门针对智障学生进行语言训练的相关专业和课程。老师们只能在平常的教学中"摸着石头过河",凭自己的经验为孩子设计康复方案,比如脑瘫的孩子肢体不协调,孤独症的孩子需要运动训练。但是应该怎么运动,怎么做才对他们有益而又能避免伤害,这些都缺乏专人指导,也没有太多的资料可查。

程副校长感慨:"国外有相关的专业和专家,但是出国留学的人不会去学智障孩子的康复,因为这个专业没有丰厚的回报。"智障孩子的比例与"天才儿童"相似,约占总人口的 1%。老师们希望,能有更多的专业人士来指导他们为这 1% 的特殊孩子服务。

4. 孩子的纯真是最好的回报

培智学校留住老师并不容易,很多人满怀热情地来了,但干了一阵之后因为看不到成果或者受不了每天面对这样的"非正常学生"而打退堂鼓。

　　特教专业毕业的赵长宏老师说,上学的时候去一所特教学校参观,一些智障的孩子趴在二楼的窗户上,向楼下的老师们扔石子、吐口水。当时赵长宏就想:特教这活儿,我一天也不干。

　　实习的时候,赵长宏被分到西城培智学校。她硬着头皮走进教室准备听课,身边的智障孩子们忽然拥上来抢着帮她搬椅子,都想挨着她坐。看到这些懂事的孩子,赵长宏惊讶万分,原来特殊教育可以将智障孩子变得这么有礼貌、这么可爱。她在心里暗下决心:我一定要当特教老师,我肯定也能教出这样的学生。

　　在老师的眼里,智障孩子虽然不聪明,但是纯真,这种纯真常常使老师感动不已,让他们觉得自己的付出是值得的。

　　赵长宏老师教的班上有个先天愚型的女孩。有一次她穿了件新毛衣,别的班级老师就逗她说:“这毛衣真好看,你们赵老师都能穿。”没想到孩子马上把毛衣脱下来,笑眯眯地递到赵老师面前,然后“嗯,嗯”地示意,非让赵老师换上。

　　有一次,两个孩子聊天:“咱们的聂老师要是被绑架了……”聂亚丽老师站在旁边纳闷:“这孩子,怎么不盼我点好呢?”这时听到孩子说了下半句:“我就对他们说,你把老师放了,我跟你去。”听到这儿,聂老师心里热乎乎的。

　　赵长宏老师说,这里的孩子都很单纯,他们对你表示关心的方式也很真诚、很直接,甚至有时候让你哭笑不得,比如她看见你急匆匆出门,会很关心地嘱咐:“老师你慢点儿啊!”但是下一句就是:“千万别被车撞死啊。”这样的小笑话被老师们当成繁重教学工作之余的趣谈。

5.回归教育的本意

置身喧哗都市不起眼的一隅,这里却自有一方天地;没有奥数,没有作业和考试,每个人都那样恬静自然,老师坚守清贫和孤独,孩子们拥有最纯洁、最本真的心灵。

在这里,教育终于回归它的本意:通过对学生学习能力、劳动能力和社会交往能力的培养,让他们成为自食其力的劳动者。

回归本意的教育,让他们看到了其脱胎换骨的魅力,即使是智商有缺陷的孩子,一样可以传递爱和温暖,给人带来成长的感动;回归本意的教育,更让我们感受到了老师们的坚守和付出,在整个教师群体中,他们是默默无闻的一分子,他们的付出,缺少成绩单上那漂亮的数字,更无法换回令人称道的升学率。然而,因为一分坚守,清贫的外表掩饰不住他们内心的富有。

（摘编自《北京晚报》,丁肇文）

第三节　自己也能教

女儿出生,为我们夫妇俩带来了欢乐,我们给了她全部的爱。

可是欢乐的日子不长,在哺育她的过程中,我越来越感觉到有点不对劲,总是赶不上同龄儿童的发育水平,心里有一点疑惑,她会不会有什么问题?

到了孩子十个月时,她还不会坐,头颈无力,表情呆滞。我和爱人真的着急了。我抱着女儿到儿童医院去看。脑系科主任检查完了以后对我说："你的孩子是没治了,她是先天性脑发育不全。"这句话真如晴天霹雳,我们简直惊呆了。我急忙问:"大夫,她能会走路吗?她将来能上学吗?"主任回答说:"你看到大街上那些傻子了吗? 她还不如他们呢! 连路也不会走,只能让你们伺候她一辈子。"这番话使我如坠入无底深渊,痛不欲生。我永远也不会忘记当时的情景,简直无法接受这个事实。

那几天我心情很乱,有时也在想,会不会诊断错误? 她是不是被说重了?

后天,我抱孩子跑了很多地方和医院,只要听人说某个地方有治疗办法,我就千方百计地去打听,不论地方有多远,路有多难走,我都带孩子去治。用过的方法有中药、导平、激光、气功、按摩等等。我甚至盼着有一天孩子突然会走路,一切正常了。可是,经过八个多月的奔波,仍然没有什么进展。转眼孩子已经一岁多了。这时我想起了用教育训练的手段,觉得教一教,试试看,也许行。

就这样,抱着一线希望,我在她一岁多时开始对她进行训练。给我印象最深的训练内容是走路,训练一开始,我体会到,这比正常孩子艰苦得多。当时孩子很软,根本不知道迈步,我就抱她站在我的脚上,和她一起走,每天三遍。就这样坚持了半年,她的腿终于有一点力量了。我又扶她自己站在地上,用脚尖顶着她的脚后跟让她走。又过了一个月,在她两岁时,终于会自己走路了。从此,我决心把带孩子跑医院的时间用于自己训练孩子,开始了我们母女俩的"万里长征"。

渐渐地，女儿的手指灵活了，眼睛有神了。但是，她还不会说话。这时我又想，孩子的训练还要规范化、系统化，于是我就到处找资料，向有关部门咨询……从此，我对女儿的训练走上了系统、科学的道路，效果也更加显著了。

八年来的训练工作，使我体会到：第一，低智孩子和正常孩子一样，也是人，他们只不过是发育迟缓，落后一点而已，而且这不是他们的错；第二，低智孩子应该享有和正常孩子同样的生活，不应有任何区别，不能把他们藏起来使之与社会隔离；第三，孩子的问题一经发现，家长就应该及时进行教育训练，不要拖延，愈早训练，效果愈好；第四，家长应经常与孩子在一起，沟通感情。不管一天多忙、多累，也要和他们一起玩。经常亲热亲热，增进感情，这对他的全面发展大有好处；第五，千万不要溺爱，不要觉得对不起孩子而使他养成依赖的毛病。孩子毕竟要长大，要走上社会，及早对他进行教育，使他有一技之长（哪怕是极简单的"技"），将来才能够部分自食其力，减少家庭和社会的负担。

现在，我女儿已经八岁半了，数年的家庭训练使她从重度智力落后水平进步到中度偏轻水平。目前，她已考入培智学校。班主任及任课教师对她的评价都不错，她有学习意识，愿意上课，上课时注意力很集中，已经会写字了。

只要家长努力，有低智孩子的家庭也会充满阳光。

（选自《父母必读》，张津玲）

第四节　低智孩子创造舞蹈奇迹

聚光灯亮了,观众屏住呼吸,等待舞者出场。

大幕后跳出来的,不是华丽的舞蹈大师,而是一群不寻常的孩子。简单的舞蹈动作,孩子们整齐地伸手、抬腿、转圈,时有人转错了方向,有的孩子的脑袋始终偏向右肩。服装也很简陋,他们只有左袖套着翠绿的藏袍,右臂就是大红的校服。但每个孩子的眼神都很专注,脸上带着努力的笑容,嘴巴随着歌曲夸张地开合着。

没有人笑他们,甚至有观众眼中泛起了泪光。因为所有登场的孩子都有智力障碍,生活难以自理。

跳舞对他们来说,原来是远在天边的梦想。现在这是一个生命的奇迹。

一、低智之殇

京郊颠簸的土路,车辆驶过,尘土飞扬。几间简陋的校舍,只有门口两排白杨树,光秃秃地伫立着。这里是智障女青年王小旭的家。

舞蹈队所有节目,都在这里诞生。

这一群特殊"儿童"的年龄在 16 岁以上。从傻傻的笑容和简单拼凑的言语中不难发现他们的共同特点——智障。

几乎每一个舞蹈都上场的王小旭,圆脸蛋红彤彤的,在舞台上总是带着福娃般的"招牌笑容"。很难想象,这个"小明星",5 岁患上脑膜炎,落下了终生的智力低下。

"如果没有这所学校,我上班时肯定把她反锁在家里。不能让她跑出去,怕她走丢了。"小旭的母亲说。

她所说的学校——北京智光特殊教育培训学校,创建于1998年,主要对九年义务教育后的智障成人进行职业教育。

智障学童感知速度慢,自控力弱,难以学会人际交往。这都让特殊教育面对着更多的挑战。

王丽娟说:"我们注意到小旭唱歌时总会打着拍子,拍子打得很准,就觉得她挺有音乐舞蹈方面的天分。像这样的孩子不少,但他们没有表现的机会,我就想给他们搭建一个舞台,表演节目。"

在这里的孩子大多生活不能自理。给孩子擦屁股、洗尿裤、洗屎裤,给孩子洗澡、晒被褥等,都是老师的工作。

智光特殊教育培训学校有学生68人,一线教师14人。小旭的妈妈于老师也是其中一员。

田老师教的是劳技课,教孩子拔草、浇水。"教无数遍,他们才能学会。"他说。

黄老师负责给孩子们传授"厨艺"。从择菜、洗菜、切菜、炒菜……一个西红柿炒鸡蛋,都要教很久很久。

就是这样一群孩子,老师们下决心把他们送上舞台。

二、不可能完成的任务

"舞蹈中的每一个动作都是几百遍、几千遍、几万遍练出来的。"

这句话几乎是从李淑梅的嘴里一个字一个字蹦出来的。

她是音乐剧《白雪公主与七个小矮子》的排练老师之一。

1999 年,李淑梅从天津大学计算机专业毕业后,来到了智光。最初,他们每月的工资才 300 元。与此相对的,是他们要"三头六臂,什么都会。"李淑梅就教过计算机、历史、数学、常识课……

她白天上课,晚上和六七个女学生挤在一起睡。很快学会了帮眼神茫然的孩子们梳头、扎小辫、洗澡。"每天几乎 24 小时都在工作,有时候累到差点把命搭进去。"

有几次,学生们在暖水瓶里尿尿,直到李淑梅喝到口中,发现味道不对,才得知真相。有时把我的毛巾塞在马桶里,有时把我的牙膏全部挤出来。还有学生在门上面放东西,我们一开门,就一下子被狠狠砸倒。

李淑梅有过离开的念头,有好几家特教学校联系她,以高出智光两倍的工资邀请她。她不是没有动心,只不过真是舍不得。在这里这么多年,付出多少,就有多舍不得。

这次,耐心的李老师遇上了全新的、巨大的挑战。

2008 年年底,特奥天使艺术团成立。这是国内首家由智障人士组成的文化表演团体。他们第一个节目就是 70 分钟的卡通音乐剧《白雪公主与七个小矮人》。

一个多小时的舞台剧,需要牢记大量的台词、歌曲、舞台走位、表情姿态……

这几乎是一个不可能完成的任务。

最初，孩子们完全不懂"舞蹈"是什么，很多孩子左右不分，身体很不协调。

跳舞的第一步，是教他们如何分清左右。"看，这是右手，这是左手，右……就是平时你吃饭的那只手。"李淑梅拉着王小旭的右手，一字一字地告诉她。

有的孩子，左脚靠到右脚这样一个简单的动作都学不会。每到这时，于老师就用手拉着他的左腿："来、靠上这只脚。"她边说边拍拍孩子的右腿。"哎……对了对了，就是这样，再来一次。太棒了！"

台词都是老师一句一句有声有色地教，孩子们一句一句跟着念。重复重复再重复，直到他们烂熟于心。

无数次，这群特殊的孩子因为累或者练不会，就开始哭、闹。一个孩子闹，就可能带动全体孩子发脾气。"每次练舞，我们都准备糖果，哄着练。"于老师说。

台词、动作记住了，难关还在下一步，那就是"配合"。一开始，音乐一响，孩子们不知道发生了什么，跟着跑上来，身体会变得很僵硬。这时候，老师们就站在台下，挥手大声提醒："来，注意表情，微笑，微笑……""来，眼睛看向这边，窗户这边，看我的手……"

白雪公主、皇后和七个小矮子的成长，花了足足半年时间。

三、"这是我儿子！""这是我女儿！"

一个舞蹈结束，孩子们涌到了后台。孩子们扯下绣花的背心，"轻音乐放得不对！害得我们都跳错了！太糟糕了！太差劲了！"

王小旭也生气地帮腔:"就是!音乐全错了!"

"砰!砰!"见没人道歉,男孩又使性子重复跺脚,眼见着就要大哭起来。

"孩子们!好了,你们表现得很好!听,外面都是掌声!不要因为别人的小错生气,控制好你们的情绪。准备下一个节目!"这是智光的创始人、女校长王丽娟。为了孩子们站上舞台,年过花甲的她也亲自上阵。

只要孩子练舞,王丽娟都在场,带着孩子重复一个又一个动作。排练《白雪公主与七个小矮人》的半年,王丽娟每天早上 6 点半起床,一直忙到晚上 10 点。

"智光学校的经费并不宽裕,也不敢买现成的演出服。每一套都太贵了,我就去批发市场买被面、别针,还有几台缝纫机,我们自己给孩子缝制服装。"王丽娟说。

白族女孩火红的绣花皮袄,坠白穗子的花圈头饰,白族男孩白绸对襟和镶金边、绿边的黑马甲。藏族姑娘、小伙的长袖藏袍……都出自智光老师之手。

2009 年 6 月,《白雪公主和七个小矮人》首次在北京世纪剧院公演。灿烂的灯光下,白雪公主身着纯净洁白的礼服,一袭黑发披肩、脸上绽放着灿烂和善的笑容。王后头顶金色王冠,手持彩蝶魔杖。7 个憨态可掬的小矮人手舞足蹈着……一群特殊的孩子在谱写着他们的舞台梦。

当一曲舞蹈结束,他们用力地鞠了一个躬。台下,满堂喝彩,掌声如潮。

不少智障学生的父母纷纷拉着自己的孩子,对着台下的观众骄傲地大声说:"这是我儿子! 这是我女儿!"

幕布背后,老师们落泪了。

2012 年年底,王小旭和他的同学们再次登上了北京的舞台。这一次,是为了让智障舞蹈团体走进联合国举行的慈善募捐义演。12个节目串成了 65 分钟的演出。这一瞬间,他们不是舞台上的小明星,也不是暴躁的小患者,只是最普通的孩子。

(摘自《中国青年报》,庄庆红、翁菁文)

第五节　他们都有一个智障孩子

一、马琳:勇担母亲的责任

罗莎丽亚·马琳出生于墨西哥,她是第一位任美国财政部长的西班牙裔人。尽管她在事业上获得了巨大成就,但在生活中,她却必须接受很大的挑战;她的大儿子埃里克自出生后就被确诊为唐氏综合征(先天愚型、伸舌样痴呆)患者。

在最初的日子里,马琳与家人陷入了深深的痛苦之中,他们无法重写历史,只能无奈地接受命运的安排。

在埃里克一个多月时,有一天突然呼吸困难,生命危在旦夕。在抢救儿子的过程中,马琳突然发现自己深深爱上了这个脆弱的小生命:"我当时向上帝祷告,既然给我这个孩子,就请不要把他带走,他是我的宝贝。"

在生下埃里克之后,马琳又相继生下了一双儿女,马琳教导他们要尊重和照顾哥哥。有一年,马琳一家进行防火演习,当时马琳对小儿子说:"我们的卧室在二楼,如果发生了火灾,都要往楼下跳,如果埃里克不肯跳,你也要跳。""不,妈妈。"小儿子拒绝了母亲的建议,"如果埃里克不跳,我也不跳,我们是不能分开的。"马琳当时泪如雨下。

如今,埃里克21岁了,他和家庭成员相处得格外融洽。在马琳看来,智障孩子的生命也有自己的价值:"让他过得更好,这是我身为母亲的责任。"

二、王铁成:为儿子求公平

从震惊、彷徨、痛苦再到勇敢面对,这是许多智障孩子的父母共同走过的一条心路。

王铁成给自己的智障儿子"狗儿"起的大名是"王蔚军",含义是"为了公平"。30多年来,为了儿子能受公平的待遇,王铁成放弃了原本可生第二胎的权利,"我们没选择要第二个孩子,我们怕第二个孩子分走他的幸福。"

从狗儿出生那天起,为他寻找快乐就是王铁成的人生目标。为了能让狗儿生活得更好,王铁成夫妇曾经变卖家产,相继去香港打工,在拮据的生活中,他们坚持培养狗儿的兴趣爱好。

王铁成的妻子闫莉莉手把手地教儿子弹钢琴,如今狗儿已能弹奏几十首曲子了。王铁成教儿子唱京剧和打小锣。现在,狗儿的小锣打得相当专业。

在王铁成夫妻俩的精心抚育下,狗儿不仅生活基本能自理,还会演奏各种乐器,并在许多影片中客串角色,开创了智障人士拍影视剧的先河。

尽管和儿子幸福地生活着,但王铁成的心里依然有着牵挂。"现在最大的担心就是,等我死了以后,谁来照顾我的孩子?"王铁成的话道出了所有智障人士家庭的心声。

三、秦怡:护儿五十余载

著名的表演艺术家秦怡在银幕上塑造过苦难母亲的形象,但她真实的生活远比电影中讲述的还艰难许多。她几十年如一日地照顾着自己的智障儿子,无怨无悔。

秦怡说,儿子小弟40岁后精神方面的疾病已有所好转,但身体状况非常不好,患有糖尿病、肾病等各种疾病,生活无法自理。为了照顾儿子小弟,秦怡不得不全天24小时待命,夜里也不能睡个安稳觉。

有时候,小弟半夜大小便失禁弄脏了床单,秦怡就得从床上爬起来,帮他擦洗干净,换床单,然后把秽物都洗掉。八十多岁的秦怡一直洗到天亮。有时,秦怡也会担心自己做不下去了,她每每想到自己身为母亲的责任,便又重新振作起来,去处理生活中一个又一个问题。

去年农历大年底,59岁的小弟在医院病逝,这让与儿子相依为命的秦怡如雷贯耳。回忆起儿子生前的点点滴滴,秦怡仍然难以平复心情:"小弟病重时还在说,'不要紧,妈妈,没有我你可以省点力。'我不相信他真的走了。"

现在,秦怡还像以前一样忙着参与各种公益活动。"小弟在的时候,他病得再重也要坚持起来画画,因为那些画都是用来慈善拍卖的。他现在走了,我能为他做的就是关爱那些他曾经关爱过的人,这样我很快乐,他也很快乐。"

(摘自《新民晚报》,金霏度)

第六节　低智女孩也能成为作家

"上帝为你关上一扇门,必定会为你打开一扇窗。"说这话时,家住湖南省益阳市财苑小区的李灿语气坚定。李灿是个不幸的女孩,生下来就有智障。虽然她不幸地被关上了人生的"一扇门",母爱的滋润却为她打开了"一扇窗":通过自己的不懈努力,李灿写出了一部近40万字的长篇小说《玫瑰怨》,成为益阳市一个传奇人物。

母爱如灯,点亮智障女儿灰暗的天空。走进李灿的家,房间里目光所及都是书。她双手背在身后,笔直地站着,磕磕巴巴地跟笔者聊天。思绪回到了 35 年前。

35 年前,李灿的母亲李白莉怀孕时因为生病吃错了药,致李灿与双胞胎哥哥早产。不幸的是,李灿的哥哥生下来两天就夭折了,而当时李灿的生命也处于垂危状态,经过医生昼夜抢救,她得以存活下来。

因为先天不足,加之李白莉产后住院,李灿生下来时由爷爷奶奶用米汤养着。因为营养不够,别人家的孩子一岁多就会说话,而李灿两岁了才会说话,更是长到三岁才学会起步。

李灿智力上有问题。1978 年,李白莉带着李灿前往上海市新华医院就诊,经过检查,李灿被确诊为二级智障。这个结果让李白莉感到心里冰凉,她在心里不停地责备自己,怪自己当年误吃了药贻害孩子一生。在忏悔中,李白莉决心用行动来弥补,她在心里对自己说就是砸锅卖铁,也要把女儿的病治好。

以后几年,李白莉几乎每个月都要带着李灿到上海去做治疗。为了给女儿治病,李白莉不得不辞去工作,但是这样一来,她的生活便面临新的困境。

李灿不到上海去做治疗的时候,李白莉就外出去打零工。挣一分是一分,挣一元是一元,天欲塌,只能靠自己撑着。

李灿六岁时可以下地慢慢走路了。转年便是七岁,到了该上学的年龄。1985 年 9 月,李白莉带着七岁的李灿到学校报名上学,可是李灿连自己的名字也说不清楚,老师不愿意接收她。李白莉跟老师说尽好话,李灿才勉强入了学。

学是上了,但李灿的病依然未有好转,李灿走路常摔跟头,上下学李白莉不去接送,就让人放心不下。同时,她在学习上也存在不少困难。她不能正常地跟同学交流,也回答不了老师的提问;写字时,她上一笔写在格子里,下一笔就会写到格子外……总之,李灿无论怎么刻苦努力,她的成绩总是班上最后一名。由于无法克服的智障问题,整个小学阶段,李灿先后上了5所小学,而几乎所有学校的班主任老师都对她这样评价:"李灿学习用功、刻苦,但反应能力较差,说话不清楚,成绩不理想……"李白莉知道这是实情,但她不忍心责备女儿,相反,她总是鼓励女儿:"灿灿,你这个学期的成绩又有了新的进步,再继续努力,你就会赶上班里的其他同学了!"面对智障女儿,李白莉心里明白,只能多鼓励、多给她点爱,才能让她心灵灰色的天空变得明亮。

一、有母爱呵护,智障女儿变得聪明

为了挣钱给李灿治病和上学,李白莉拼命工作。一次,她感染了风寒,医生要她住院治疗,但一想到找一份工作不容易,加之女儿也没人照料,她便咬牙顶着高烧40度坚持上班,因为太疲惫,结果昏倒在机器旁。李白莉的行为让李灿看到了母亲的坚强,她从9岁开始练习走路,虽然每天要摔无数个跟头,但她不哭泣,不气馁,到11岁时终于能独自走1里多路去学校了。李灿上初中后,李白莉为了锻炼她的意志,让她学骑自行车。李灿也摔了无数个跟头,但她坚持不放弃,最终学会了骑自行车。

　　李灿知道自己先天不足,在学习上更是付出了百倍的努力。别的同学只要花一个小时就能记住的计算公式,她却要花很长时间才能够记住。为此,她牺牲了比别的同学多得多的玩耍时间,付出了比别的同学多得多的汗水……

　　作为一个智障孩子,李灿在某些方面存在智力问题,但她在写作上却有着一定的天赋。"小学转了好几所学校,无论到哪里,我的作文总被老师表扬,还被其他班级借过去传阅过。"说起这些,李灿颇有几分自豪。

　　初三时,因为自卑而害怕和同学交往,李灿选择了辍学,以后一直在家里自学。她喜欢写日记,就每天写一篇,写完就交给曾经当过老师的奶奶修改。

　　为了帮助女儿提高写作水平,李白莉请姐姐帮李灿找了份图书馆管理员的工作。近水楼台,李灿在这里看书很方便,只是因为她太过专注,图书经常被人偷走,只干了两三个月就被辞退了。后来,李白莉又掏出所有积蓄给李灿开了一家书店,让她的生活始终与书籍相伴。可惜的是,她不会算数,经常收到假票子,有时找零时还多找钱给别人。

　　但是,正是因为被接触到的书籍所浸染,李灿对写作的感悟更深了。一次,她看到一位读者寄存在她书店里的《雷雨》这本小说,一下子就被书里的故事情节所吸引。后来,她开始尝试写一些文章向报刊投稿。"文学梦"一文得以在《益阳日报》发表,这给她继续从事写作增添了信心。

二、母爱如歌,悠扬的旋律是智障女儿写作的动力

李白莉见女儿对写作有天赋,有热情,2006 年,为了减轻她的写作压力,她给李灿买了一台电脑,并让家在湖北的二姨特意赶回来教李灿学会了用电脑打字、开博客。

实践是最好的学习。学会了用电脑打字的李灿跃跃欲试,她开始在网上写作。没料到,她模仿《雷雨》中的故事情节写的一部小说,引起了很多网友的关注。"错综复杂的情节很吸引人,期待下集的揭秘……"有网友给她留言。李灿写作的劲头更足了,也就是从这个时候开始,她把从事写作视为自己人生努力的方向。

写作是件非常辛苦的事情。有时候睡到半夜两三点灵感突然出现,李灿也会摸黑爬起来把刚才脑海里的东西写出来。"我构思这部小说的情节,都是头天晚上睡觉时打好底稿,第二天白天写出来的,基本上没有很大改动。我写作的素材,很多都是我看过的一些书籍,以及网络上流传的东西。"李灿说。

经过几年的艰苦努力,2012 年 12 月,李灿创作出一部 39.6 万字的言情小说《玫瑰怨》。中国作协会员郭进栓看了小说之后不禁赞道:"木子灿(李灿的笔名)宛似文坛的'舟舟'(智障青年,乐队指挥),她写的小说《玫瑰怨》,是现代版的《雷雨》。"一个智障青年,初试身手就获得业内人士这么高的评价,真是难得。

《玫瑰怨》同《雷雨》一样,述说的也是两个家族两代人之间的恩怨情仇。这部小说以严峻的现实生活为背景,用辛辣的笔调,大胆而

深刻地抨击了当今社会中一些十分阴暗的东西。作者通过对一些普通人的真情描写，表现出真善美，揭示了生活的本质，因而在读者中产生了广泛共鸣。

李灿如一个火把，照亮了广大智障人士前进的道路，她的引领作用彰显无疑。益阳市文联和市女作家协会推荐她加入了女作家协会。"真没想到这扇大门也为我打开了，我要努力加油！"李灿翻看着红彤彤的会员证，心情十分激动。

（摘自《老年人》，李保）

参考文献

［1］李树春,等.儿童康复医学［M］.北京:人民卫生出版社,2006.

［2］务学正.儿童智力发育［M］.郑州:河南科学技术出版社,1988.

［3］陈兴时,张明岛.白痴学者［M］.上海:上海中医药大学出版社,1994.

［4］茅于燕,王书荃.弱智儿童的早期干预［M］.北京:华夏出版社,1994.

［5］朴永馨主编.特殊教育概论［M］.北京:华夏出版社,1999.

［6］李晓捷.实用儿童康复医学:第2版［M］.北京:人民卫生出版社,2016.

［7］茅于燕.儿童智力全接触:智力、智力测验、智力障碍和早期干预［M］.北京:中国社会科学出版社,2002.

［8］汤世雄.北京市弱智教育十年:1981－1991［M］.北京:华夏出版社,1992.

［9］何德阳莉,王丽德,徐筠.苯丙酮尿症的特殊饮食治疗［M］.北京:北京大学医学出版社,2006.

［10］茅于燕,吴今.弱智儿童家庭训练教程［M］.北京:华夏出版

社,1993.

[11]苗淑新,苗歌. 智残儿童的早期训练[M]. 北京:华夏出版社,1997.

[12]中华医学会儿科学会主编. 儿科新知识讲座[M]. 太原:中华医学会山西分会,1986.

[13]杨尊田. 轻度智力残疾儿童随班就读工作手册[M]. 北京:华夏出版社,1992.